心の医学

Kashiwase Hirotaka
柏瀬宏隆

朝倉書店

序

今年の日本は、バブル崩壊後の不況の中で始まりましたが、一月初旬には皇太子妃の内定、六月には御成婚という明るいニュースが日本全国を賑わせました。

最近では政局の混迷後に、土井たか子元社会党委員長の衆議院議長就任、非自民党系の細川連立政権の誕生と、日本も変革の時代を迎えているようです。

さて本書は、月刊誌・そんざい（NOVA出版）に連載した「心の医学入門」シリーズを中心に、これまで私が書いた論文や文章に訂正を加え、さらにいくつかの章を新たに書きおろして、一冊にまとめたものです。

初出一覧表に示してありますが、一部再録の御許可をいただいたNOVA出版の宮本吉博氏、共著論文の共著者の先生方に心から謝意を表したいと思います。

また、本文中に引用を忘れた他の諸先生方の文献や御著書もあるに違いありません。どうか、お許し下さい。

本書は、目次を一瞥していただけるとおわかりのように、精神医学の内容を広く平易に解説したものであり、一般の精神科医のほかに、医学生、看護学生、研修医、看護婦、ソーシャルワーカー、カウンセラー、臨床心理士の皆様方にもお読みいただければ幸いです。これまでの拙著と同様に、できるだけ臨床に役立つように、また特に本書では教育用に役立つように、と念じながら書きました。

なお、余白を利用して「私の好きな言葉」を入れてあります。本文の内容とは無関係なものが多いのですが、いずれも私が初めて聞いた時に衝撃を受け今なお記憶の底に残っている言葉ばかりです（出典は忘れたものもありますが）。

ところで、本書を執筆しつつ強く感じたことは、「もう今後は、一人で広範囲の内容の本を書くのは不可能だな」という悲痛な思いです。精神医学も今日のように専門分化してくると、編著は可能であっても、教科書的な単著の執筆はもはや難しくなることでしょう。

そうなのです。本書の出版にあたっても、私は産みの苦しみを十分に味わいました。朝倉書店の方々の熱意のこもった御援助がなければ、本書は流産したことでしょう。ここに上梓した今、私は本書が無事に育ち成長していくことを心から願う母親にも似た心境にあるのです。

——花も嵐も踏み越えて——
——波にもまれて、なお沈まず——

平成5年8月

柏瀬宏隆

目　次

第一章　精神医学とは、精神病とは

1　精神医学とは

精神医学とは、人間の精神的側面の異常や病気を解明し、その治療、予防を研究する医学分野です。医学の一分野ですが、他の医学領域とは異なった特質があります。

その第一は方法論の問題で、自然科学的方法以外に心理学的方法が用いられること、第二は異常・病気の判断について、疾病の客観的所見の乏しいことから、いきおい診断者の主観や社会的価値基準の関与が大きいこと、第三は患者が必ずしも自ら治療を希望するとは限らないため、時に強制を伴う治療が必要となること、第四は関連領域がきわめて広く精神科医師には心理・社会・文化の多元的な素養と治療態度が望まれること、などです。

精神医学の中の専門領域には、対象年齢によって児童精神医学、思春期精神医学、老年精神医学が、対象の場によってコンサルテーション・リエゾン精神医学、社会精神医学、司法精神医学、地域精神医学、産業精神医学、トランス文化精神医学が、患者へのアプローチ法や研究方法によって生物学的精神医学、力動的精神医学、精神病理学が、そして精神医学の関連・境界領域には心身医学、病跡学、神経学、心理学があります。

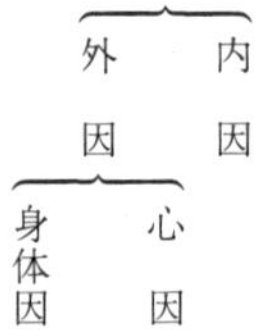

図1　精神障害の病因

精神障害の病因は内因と外因に分けられています（**図1**）。内因とは要するに原因不明ということで、二大内因性精神病とは精神分裂病と躁うつ病とを指します。外因には心因と身体因とがあり、心因性疾患としては神経症、心因反応が、身体因性疾患としては脳器質疾患による器質精神病、脳器質疾患以外の身体疾患による症状精神病、アルコールや覚醒剤などの薬物による中毒精神病があります。精神障害の分類には、このような病因による慣用的なもののほかに、国際的にはアメリカ精神医学会（ＡＰＡ）によるＤＳＭ（後述）、世界保健機関（ＷＨＯ）によるＩＣＤ（International Classification of Diseases）によるものがあり、最近でもそれらの改訂が続けられています。

治療法には、広義の身体療法と広義の精神療法とがあります。前者の代表が薬物療法（抗精神病薬、抗うつ薬、抗不安薬、睡眠薬、抗てんかん薬、抗躁薬など）であり、その他として、電気ショック療法や持続睡眠療法があり、後者には支持療法、精神分析、家族療法、集団精神療法、遊戯療法、心理劇、その他として、森田療法、行動療法、内観療法、作業療法、レクリエーション療法、芸術療法などがあります。

精神医学の実践の場においては、看護婦、臨床心理士、ソーシャルワーカー、作業療法士などのパラメディカル・スタッフとの協力が重要です。

運用法律面では、精神衛生法の改正された精神保健法が昭和六十三年七月一日より施行されています。そこでは、入院形態の基本として任意入院、医療保護入院、措置入院が定められており、全体の特徴として精神障害者の人権擁護とリハビリテーションの推進に重きが置かれています（**表1**）。

表1　入院形態のまとめ（日本精神病院協会，1988 より改変）

法律名	入院形態	入院要否の診断	同意者	入院届	定期報告	退院届	備考
精神保健法	① 任意入院（新設）	医師	本人				指定医による 72 時間の退院制限が可能
	② 医療保護入院	指定医	保護者（4 週間に限り扶養義務者でも可）	届出：10 日以内に指定医の診察と署名が必要	1 年ごと	10 日以内	任意入院への変更促進
	③ 応急入院（新設）	指定医		届出：ただちに指定医の診察と署名が必要			②⑤⑥の範疇に入らないケースが対象 施設指定 72 時間以内
	④ 仮入院	指定医	扶養義務者でよい	届出：10 日以内に指定医の診察と署名が必要			診断目的の入院 3 週間以内
	⑤ 措置入院	指定医	知事命令（保護者を決めておく）		6 カ月ごと	「措置症状消退届」	指定医の公務（2 人） 仮退院あり
	⑥ 緊急措置入院	指定医	知事命令				指定医の公務（1 人） 72 時間以内
医療法	⑦ 自由入院	医師	本人				

指定医とは，5 年以上の診断または治療に従事した経験を有し，かつ 3 年以上の精神障害者の診断治療に従事した医師で，資格を有していて，5 年ごとの研修を受ける。

2 精神病とは

精神病（psychosis, Psychose）とは何かの問いに答えることは、なかなか困難です。しかし、大きく三つの考え方があるといえます。① 身体的基礎の明らかな精神機能の障害のみを精神病と呼ぶ立場、② 精神機能の障害が比較的重い状態を精神病と呼ぶ立場、③ 精神障害（精神疾患）を総称している場合、です。

第一の立場はシュナイダー（Schneider, K.）に代表されるドイツ語圏の考え方です。非器質性・反応性に起こる異常反応はいかに病状が重篤であっても精神病には含まれず、逆に精神症状は軽度であっても身体的基礎が明らかであれば精神病と呼ぶことになります。定型的なのは、脳器質疾患に由来する器質精神病、感染症や代謝障害や内分泌障害に伴う症状精神病、アルコールや覚醒剤による中毒精神病などであり、また精神分裂病や躁うつ病などのいわゆる内因性精神病も将来身体的基礎が見出されるであろうとの前提のもとに精神病に含まれています。

次に第二の立場は、精神症状の程度の重さによる主として欧米の力動精神医学の立場であり、心因性・反応性のものでも精神症状が強度かつ重ければ心因（あるいは反応）精神病と呼ばれることになります。この時の程度の軽重の標識に関しては、意識障害・幻覚妄想状態などによる現実検討力の障害、病識欠如、自我障害、コミュニケーションの障害、社会適応力の障害、全体的な人格の障害などが認められれば、重いと判断されることになります。psychotic と状態像（形容詞）で使われる時には、幻覚妄想状態などの現実検討力（reality testing）に障害があることを意味していることが多いのです。

慣用的に、拘禁精神病、祈禱精神病、感応精神病などと呼ばれますが、第一の立場によれば身体的基礎が考えられないので拘禁反応、祈禱反応、感応反応と呼ぶべきであり、また第二の立場では精神病様状態を呈している時にのみそのように呼称することになります。

第三の場合は、あいまいに広く精神障害（あるいは精神疾患）を指して精神病が使われる場合です。年代、発病状況、症状名、概念などの特徴を精神病という名称に冠して使われる場合で、たとえば、小児精神病、ＩＣＵ精神病、モデル精神病（実験的精神病）、急性・慢性精神病、混合精神病、非定型精神病、単一精神病などといったぐあいです。

さて、日本の臨床精神医学では一般に、精神病とは精神分裂病と躁うつ病とを指すことが多く、精神障害の中で神経症や性格異常（精神病質）と対立させて用いられています。しかし、精神病という言葉には未だ忌むべき世間の偏見が含まれているのが現状なので、なるべくその使用を避けるべきであるといえます。

◆人間といふものが出来て何十万年になるか知らないが、その間に数へきれない人間が生れ、生き、死んで行った。私もその一人として生れ、今、生きてゐるのだが、例へて云へば、悠々流れる大河の水の一滴のやうな存在で、しかも、一滴の水である私は後にも前にもこの私だけで、何万年遡っても私はゐず、何万年経っても再び私は生れては来ないのだ。過去未来を通じ、永劫に私といふ者は現在の私一人なのである。

（志賀直哉）

第二章　診断基準、ＤＳＭ

1　診断基準について

精神疾患の診断が精神科医の間で（各学派や各国間で）必ずしも一致していなかったことに鑑み、近年、共通の診断基準を求める声が高まってきました。診察者の印象による主観や直観をできるだけ排除した客観性の高い共通の診断基準に基づいてこそ、共通の立場で症例の研究、治療、予後の検討、教育、統計調査などが可能となるからです。精神疾患の診断基準には一般に、より高い妥当性（validity, 疾患の抽出性）と信頼性（reliability, 評価の安定性）とが求められ、また、横断的症状（symptoms）か縦断的経過（course）、あるいは記述的（descriptive）な記載か力動的（dynamic）な記載、のいずれかがより重視されることが多いのです。

診断基準に関し注意すべき点を筆者は二つ指摘しておきたいと思います。一つは、診断基準（およびそれに基づく疾病分類）は、一義的には精神疾患の仕分けに役立つ実用的な「約束事」「取り決め」であって、これでもって精神疾患論を論じてもあまり意味はないということです。いま一つは、患者に対する単なるレッテル貼りにとどまってはならず、精神医療関係者のコミュニケーションを高め、精神疾患の治療と予防に貢献するものでなければならないということです。WHOによる国際疾病分類としてICDが、アメリカ精神医学会の診断分類としてDSMが、研究用基準としてはファイナー（Feighner, J. P.）らの基準やRDCが、それぞれ有名です。RDCとはResearch Diagnostic Criteria for a Selected Group of Functional Disordersの略称で、二十四の精神疾患につき（とくにうつ病に関する記述が詳細ですが）均質な対象群がえられるように配慮されており、国際的に通用する研究用診断基準です。しかしながら、以上のような各種の精神科診断基準でさえも、内科領域などのそれに比べると、臨床検査成績や組織病理所見のような客観的基準項目にはきわめて乏しい憾みがあります。これは、精神疾患の原因の多くが未だ不明であり、疾患に特異的な症状や検査所見に欠けることが多い点に由来しているといえます。

なお、診断基準と診断分類の研究分野について日本では、昭和五十六年に精神科国際基準研究会が組織され、それが平成三年には日本精神科診断学会（事務局：滋賀医科大学精神医学教室）に移行し、熱心な討議が行われています。

2 DSMについて

DSM（Diagnostic and Statistical Manual of Mental Disorders）とは、アメリカ精神医学会が刊行している精神障害の診断と統計のためのマニュアルです。これまでDSM-I（第一版、一九五二年）、DSM-II（第二版、一九六八年）、DSM-III（第三版、一九八〇年）、DSM-III-R（第三版改訂版、一九八七年）と刊行されています。これらのうちDSM-IとDSM-IIとは単なる精神障害の説明書であり、DSM-Iには反応（reaction）という言い方が多用されたとの特徴はありましたものの、DSM-IおよびDSM-IIはともに基本的には日本の慣用的な診断学的分類コンセプトと共通していたといえます。ところが、DSM-IIIからは大胆にその内容が変更され、わが国にもセンセーショナルな影響を及ぼしました。そこで、まずDSM-IIIおよびDSM-III-Rの特徴をまとめてみます。

診断基準の明確化

「リストされた項目のうちいくつ以上が認められること」などや、除外診断によって診断基準が明文化されました。しかも、その診断基準の内容は症状記述的であり、操作的です。たとえば、発症年齢や症状の持続期間などにより操作的に取り決められています（操作基準 operational criteria）。したがって病因論的・心理的・理論的な方法ではなく、記述的・症候学的・機械的・実際的なアプローチが採用されたといえます。難点は、診断基準に掲げられている症状間の相互関係が不明瞭なことであり、症状羅列的で平板な印象を与える点でしょう。

新しい内容

それまでアメリカでは重視されてこなかった概念の採用（シュナイダーの一級症状など）、新分類名の採用（短期反応精神病、パラフィリア、身体表現性障害、虚偽性障害、自己愛性パーソナリティ障害、回避性パーソナリティ障害など）、旧分類名の不採用（神経症、ヒステリー、単純型分裂病など）、精神病の範囲の変化（気分障害は広く、精神分裂病は狭く規定された）も、その内容の特徴として認められます。DSM-III-Rには、臨床像による十九の大分類があり、五桁の数字でコード化されています。十九の大分類とは**表1**の通りです。

これらのうち、十七種類（①～⑰）が後述の第一軸に、二種類（⑱と⑲）は第二軸に記載されます。

多軸評価

一人の患者につき次の五軸（axis）の診断を記載します。この多軸評価の採用で、患者のプロフィールを立体的にみているといえましょう。DSM-III-Rの五軸とは以下のとおりです。

表1　DSM-III-R の大分類

① Disorders Usually First Evident in Infancy, Childhood, or Adolescence
② Organic Mental Syndromes and Disorders
③ Psychoactive Substance Use Disorders
④ Schizophrenia
⑤ Delusional Disorder
⑥ Psychotic Disorders Not Elsewhere Classified
⑦ Mood Disorders
⑧ Anxiety Disorders
⑨ Somatoform Disorders
⑩ Dissociative Disorders
⑪ Sexual Disorders
⑫ Sleep Disorders
⑬ Factitious Disorders
⑭ Impulse Control Disorders Not Elsewhere Classified
⑮ Adjustment Disorders
⑯ Psychological Factors Affecting Physical Condition
⑰ V Codes for Conditions Not Attributable to a Mental Disorder That are a Focus of Attention or Treatment
⑱ Personality Disorders
⑲ Developmental Disorders

表2　DSM-III-R の第二軸：パーソナリティ障害

Cluster A	odd or eccentric	**A 群**（奇妙，奇矯な群）
	Paranoid	妄想性
	Schizoid	分裂病質性
	Schizotypal	分裂病型
Cluster B	dramatic, emotional or erratic	**B 群**（演劇的，感情的，移り気な群）
	Antisocial	反社会性
	Borderline	境界性
	Histrionic	演技性
	Narcissistic	自己愛性
Cluster C	anxious or fearful	**C 群**（不安，恐怖な群）
	Avoidant	回避性
	Dependent	依存性
	Obsessive-compulsive	強迫性
	Passive-aggressive	受動攻撃性
	Personality disorder NOS	特定不能の人格障害

第一軸（臨床像）
第二軸（発達障害、パーソナリティ障害）
第三軸（身体疾患および身体状態）
第四軸（心理社会的ストレスの強度）
第五軸（機能の全般的評価）

以上のうち、主要診断はやはり第一軸と第二軸です。第二軸のパーソナリティ障害には、十一種類が三群(cluster)の中に整理されています（**表2**）。

もし一人の患者が二つ以上のパーソナリティ障害の診断基準に合致すれば、それらを併記します。

第三軸には、合併している身体疾患があれば記載します。

第四軸のストレス強度は、過去一年間のストレスについて、急性（六カ月未満）か持続性（六カ月以上）かを分け、しかも六段階（なし none, 軽度 mild, 中等度 moderate, 重度 severe, 極度 extreme, 破局的 catastrophic）を評価します（**表3**）。

第五軸の機能評価は、九十〜一の間で、現在と、過去一年間の最高機能レベルとの両方を評価します（**表4**）。

さて、DSM-ⅢおよびDSM-Ⅲ-Rにはミニ版も出版されていますが、その完全版テキストには各診断基準の前に、その診断名の本質的特徴を中心に、随伴的特徴、発症年齢、経過、障害、合併症、結実因子、有病率、性比、家族パターン、鑑別診断もあげられており、大変参考になります。また付録としてその巻末には、チャート式診断決定樹、既存のDSMとの比較、専門用語のグロッサリーなどの資料がのせられています。DSM-ⅢおよびDSM-Ⅲ-Rは登場以来、わが国でも早くから紹介され、その解説書や翻訳書も出版されています。

表3 DSM-III-R の第四軸：心理社会的ストレスの強度のスケール

		成人のストレスの例		小児および思春期のストレスの例	
コード	用語	急性のできごと	持続性の状況	急性のできごと	持続性の状況
1	なし (none)	障害に関連する急性のできごとはない	障害に関連する持続性の状況はない	障害に関連する急性のできごとはない	障害に関連する持続性の状況はない
2	軽度 (mild)	ボーイフレンドやガールフレンドとの絶交，入学や卒業，子どもの自立	家庭口論，仕事上の不満，高犯罪率の地域に住んでいること	ボーイフレンドやガールフレンドとの絶交，転校	過密地域に住んでいること，家庭口論
3	中等度 (moderate)	結婚，別居，失業，退職，流産	夫婦不和，重大な経済問題，上司とのトラブル，片親	放校，弟や妹の誕生	親の慢性疾患，慢性的な両親の不和
4	重度 (severe)	離婚，第一子出産	無職，貧困	両親の離婚，望まない妊娠，逮捕	厳格あるいは拒絶的な両親，親の致命的な慢性疾患，里親が何回もかわること
5	極度 (extreme)	配偶者の死，重大な身体疾患の診断を告げられたこと，強姦の被害	本人あるいは子どもの重大な慢性疾患，くり返される身体的または性的な虐待	性的または身体的虐待，片親の死	くり返される性的もしくは身体的虐待
6	破局的 (catastrophic)	子どもの死，配偶者の自殺，壊滅的な天災	捕虜収容，強制収容所の体験	両親の死	致命的な慢性疾患
0	情報不足または状況の変化なし				

表4 DSM-III-R の第五軸：機能の全般的評価スケール
(Global Assessment of Functioning Scale)

コード	
90–81	症状はないか，軽微である（例：試験前の軽度な不安)。すべての領域で機能がよい。広範囲の活動に興味があり関与している。社会的に能力がある。生活全般に満足している。日常的な問題や心配のこと以上はない（例：家族との時々の口論)。
80–71	症状が存在する場合は，一過性であり，心理社会的ストレスに対し予想できるものである（例：家族との口論のあと集中力に欠ける)。社会的，職業的あるいは学校での機能にごく軽度の障害がある（例：学業に一時的に遅れている)。
70–61	いくつかの軽度な症状がある（例：抑うつ気分や軽度の不眠)。すなわち，社会的，職業的あるいは学校での機能に何らかの障害がある（例：時々のずる休みや家庭内の盗み)。しかし全般的にはかなりうまく機能しており，有意義な対人関係をもっている。
60–51	中等度の症状がある（例：感情の平板化と迂遠な話し方，時おりの恐慌発作)。すなわち，社会的，職業的あるいは学校での機能に中等度の障害がある（例：ほとんど友人がいない，同僚との葛藤がある)。
50–41	重篤な症状がある（例：自殺念慮，強い強迫的儀式，たび重なる万引き)。すなわち，社会的，職業的あるいは学校での機能に何らかの重篤な障害がある（例：友人が全くいない，仕事を続けられない)。
40–31	現実検討やコミュニケーションに何らかの障害がある（例：話し方が時折，非論理的であったり，あいまいであったり，無関係であったりする)。すなわち，仕事や学校，家族関係，判断力，思考，気分などいくつかの領域で大きな障害がある（例：うつ病患者が友人を避けたり，家族を無視したり，働くことができない。子どもがたびたび弟や妹を殴ったり，家庭で反抗的であったり，学校で落第したりする)。
30–21	行動が妄想や幻覚によって，かなり影響されている。すなわち，コミュニケーションや判断力に重大な障害がある（例：時々支離滅裂となる，非常にそぐわない行動をする，自殺にとらわれている)。あるいは，ほとんどすべての領域において機能することができない（例：一日中臥床している。仕事や家や友人がない)。
20–11	自傷や他害の危険性がある（例：明らかに死ぬつもりがないのに自殺を試みる，たびたび暴力的となる，躁的興奮)。あるいは，最小限の個人的衛生も保てない（例：便でよごす)。あるいは，コミュニケーションにかなりの障害がある（例：かなり支離滅裂であったり，緘黙であったりする)。
10–1	かなりひどい自傷あるいは他害の危険性が持続している（例：くり返される暴力)。あるいは，最小限の個人的衛生の維持さえつねに保てない。あるいは，明らかに死ぬつもりで，自殺行為の危険性が重大である。

第三章　患者の診察、精神科用語

患者および患者の家族が病院に来院した際に、精神科医がたずねる内容（アナムネーゼ、病歴）や診察、およびそれに役立つと思われる精神科用語について、ここでまとめて述べておきます。

1　アナムネーゼのとり方

まず、患者のカルテがわれわれの手元に送られてきます。外来カルテの第一ページには、たいていの場合、患者あるいは家族が、「年齢」「性別」「現住所」「本籍」「職業」（「保険の費目」）などの欄を受付で記入してきています。したがって、われわれは患者と会う前に、すでにカルテに記入済みのこれらの点を一瞥して、頭に入れておきます。その筆跡にも注意します。以上の点にすでに、患者の診断や治療に役立つ情報が含まれているからです。

そして、患者が一人で来院したのか、家族と来たのか、自分の意志で来たのか、だれかにすすめられて来たのか、にも注意します。家族などの同伴者がいる場合には、筆者はまず一緒に会い、必要に応じて患者だけ、および家族だけと会うようにしています。

次に、患者との「最初の出会い」「初期面接」を大切にしながら、以下のようなことがらをたずねていきます。

主　訴　患者のおもな訴えです。いいかえますと、患者の病院を受診した理由、あるいは受診の動機について聴くものです。精神科では、「元気がない」「眠れない」「やる気がない」「不安である」「生きているのがつらい」「いやがらせをされる」「陰口をいわれる」「自分のことが噂されている」「声が聞こえてくる」「テレパシーでわかる」……などの訴えが多くみられます。大学病院やクリニックでは、抑うつ、不眠が多く、精神病院では、興奮、暴行、自傷などがみられます。

患者の訴えと、付き添ってきた家族の悩みとが、必ずしも一致しないこともあります。たとえば、患者はそれほど困っていないのに、家族は困りはてている、などの場合です。しかも、精神科患者は病識がなく来院せずに、家族だけが困って相談にくることもあります。

現病歴　これは、現在患者が悩んでいる病気についての「歴史」を聴くものです。すなわち、患者（Who）が、主訴（What）を、どういう場面（Where）で、いつから（When）、なぜ（Why）、どのように（How）、呈してきたかをたずねます（5W-1H）。そして、現在ほかの病院には通院していないかどうかにも注意します。もし、通院していれば、そこからの紹介状の有無、そこでの治療内容を確認することが必要となります。大学病院では、高度な医療を期待して、通院中の精神科主治医には無断で相談にくる患者や家族が少なくありません。

また、睡眠、食欲、女性ならば月経の状態（初潮、月経の順・不順、妊娠の有無、閉経）についてはルーチンに聴いておきます。どのような精神疾患でも、これらの点に異常を認めやすいからです。

既往歴　主訴や現病歴以外で、過去にかかったことのある（すなわち、既往の）疾患をたずねるものです。

精神科なので、精神疾患以外の身体疾患が中心となります。しかしながら、身体疾患がすべて既往歴に入るとはかぎりません。たとえば、胃・十二指腸潰瘍などでは、当然ながら、精神的影響（ストレス）をも考慮する必要があり、場合によっては現病歴に入れる方が良いこともあります。

また、常用している薬剤や飲酒の有無、また、シンナーや覚醒剤などの薬物の使用にも注意します。

家族歴　同じような精神疾患の方が家族の中にいないかどうか（遺伝負因）と、患者はだれと同居しているのか（同居メンバー）、との二点に注意します。後者は、嫁・姑問題のように、同居者が葛藤の原因であることもありうるからです。

患者の家の間取り図を書いてもらうこともあります。患者の生活現場を知っておくと、患者の話をよく理解できるからです。

生活史　出産・発育・学校・職業・結婚生活などのようすをたずねます。患者が学生の場合、学校関係についてとくに詳しく聴きますが、成績・出席状況・友人・クラブ活動のようすなどに注意します。就職している人では、職場への適応状態・転職・入社・配置転換・昇進・退職・定年などを契機に病気が発症していないかどうかに気をつけます。仕事の内容と人間関係についても聴いておきます。

病前性格　精神科に特有のものですが、病気になる前の患者の性格がもともとどうであったかを、聴くものです。元来、内向的なのか外向的なのか、社交的か非社交的か、精力的か無力的か、几帳面かズボラか、神経質か否かなどに注意します。自分の性格を表現するのは意外にむずかしいものです。患者本人の意見ばかりでなく、家族など同伴者の患者に対する意見をも聴いておきます。

病後に人柄が変わることがあります。患者の病前の性格をたずねておくことは、今後の社会復帰や経過の予測をたてる上でも、大切なのです。

さらに、患者の趣味や宗教などを聴くこともあります。

以上が問診の内容ですが、患者を問診しながら、①患者の話をよく聴くこと、②患者のようすをよく観察すること、③患者とのよい関係をつくること、の三点が大切になります。

2 患者の診察

次に、患者を診察する際に、患者のどのような点をチェックするかについて述べます。

精神科患者の診察には、身体的診察と精神的診察とがあります。

身体的診察は、基本的には一般的な内科診察と同じです。身体疾患による精神症状の場合を、除外しておかなければなりません。

精神的診察では、患者の次のような諸点に注意を払います。

①表情や態度がどうであるか？
②話し方、話す内容は？
③気分はどうか？
④幻覚や妄想はないか？
⑤自殺念慮はないか？
⑥病識はどうか？
⑦意識水準はどうか？
⑧攻撃行動の有無は？

次に、患者診察に役立つと思われる基本的な精神科用語を、一部はこれからの項目内容と重複しますが、ここで「ひとくちメモ」的にまとめて述べてみます。

3　精神科用語

まず、精神症状から始めます。

幻　覚　対象なき知覚のことです。幻聴や幻視などがあります。幻聴は機能性の精神疾患（とくに精神分裂病）に、幻視は器質性疾患にみられやすい、といえます。その他、五感に応じて幻嗅、幻味、幻触があります。

妄　想　訂正不能な病的確信のことです。妄想を二大別すると被害妄想と誇大妄想、三大別すると被害妄想と誇大妄想と微小妄想、とに分けられます。被害妄想には、迫害妄想、関係妄想、注察妄想などが、誇大妄想には血統妄想、恋愛妄想、発明妄想、宗教妄想などが、微小妄想には、貧困妄想、心気妄想、罪業妄想、虚無妄想などがあります。

躁あるいはうつ　躁とは元気が良すぎる状態、うつとは元気がない状態のことです。程度が軽い場合は、軽躁、軽うつ、と呼ばれます。

不安あるいは恐怖　対象のない恐れが不安、対象のある（対象への）恐れが恐怖です。恐怖には、不潔恐怖、対人恐怖、疾病恐怖、尖端恐怖などが臨床上多く、対人恐怖にも赤面恐怖、視線恐怖などの軽症なものから自己臭恐怖、自己視線恐怖、醜形恐怖などの重症のものまであります。

強　迫　バカバカしいとわかっていても止められない状態です。考えが浮かぶ強迫観念と、行動せざるをえなくなる強迫行為とがあります。

離人症　生き生きとした現実感を感じられない状態です。「外界」「自己の身体」「自己の精神」に対する現実感の喪失が、それぞれ有名です。

心気症　身体の不調にこだわる状態です。「恐怖」から「妄想」に至るまで、広い範囲がみられます。以前は、癌や梅毒を気にする人が多かったのですが、最近ではエイズを気にする人も増えてきました。両親や親戚などの身近な人が病気で死亡すると、同じ病気に罹患するのではないかと気にする人は少なくありません。

神経衰弱　心身の不調にこだわる状態です。じつはこれは現在では、主として「診断書用の病名」となっています。精神分裂病とわかっていても、その病名を使うにはさしさわりがある時に配慮して、「神経衰弱状態」と診断書などに書くことがあるのです。また、状態像を表現する用語としても、よく使われています。

ヒステリー　派手な症状を呈するものです。病名としては、神経症の一タイプとして使われます。ヒステリーには、このヒステリー神経症と、ヒステリー性格と、ヒステリー症状（転換型、解離型）との三つがあると考えておくとわかりやすい、と思われます。

さて、精神疾患の病因は、内因と外因とに分けられます。

内　因　内部の原因、要するに原因が不明ということです。二大内因性精神病とは、精神分裂病と躁うつ病とを指します。

外　因　外部からの原因ということです。身体的原因（身体因）と心理的原因（心因）とに分けられます。したがって、身体因（症状精神病や器質精神病などの場合ですが）は、内因ではなく外因に入れられます。

病　識　自分が病気であるとの認識のことです。「精神分裂病者は病識がない、神経症者は病識がある」というい い方をします。病識は鑑別診断に役立つことがあり、またその改善は治療目標の一つにもなります。病識の類似語に洞察、批判力があります。

病　感　自分が病気であるとの感じのことです。「精神分裂病者にも病感はある、神経症者は病感が強すぎる」というういい方をすることがあります。

次に、診断名として記載する精神科領域の慣用的な病名もあげておきましょう。他の臨床科とくらべ、病名の数の少ない点が、精神科の特徴ともいえます。

精神分裂病　人格の病のことです。主として青年期に発症し、しばしば幻覚や妄想を呈し、あとに人格の欠損（欠陥）を残す疾患です。人格の欠損とは、人柄が多少変わることです。

躁うつ病　感情の病のことです。躁状態あるいはうつ状態をくり返し、あとに人格の欠損（欠陥）を残さない疾患です。

神経症　主として心因性に生じる心身の機能障害のことです。ストレスなどの心因のほかに、性格や育てられ方も関与している病態です。

心因反応　心因に対する人格の反応のことです。抑うつ反応や妄想反応などがあります。

心身症　身体症状を呈するのですが、心理的因子が大きく関与している病態のことです。たとえば、消化性潰瘍、気管支喘息、円形脱毛症、過敏腸症候群、などにみられます。

パーソナリティ障害　パーソナリティに強いかたよりが認められるものです。そのために自ら悩むか、周囲の人を悩ます患者です。性格異常、異常性格、精神病質などもその類似語です。

境界例　神経症と精神分裂病との境界のケースのことです。将来神経症かあるいは精神分裂病に移行する場合と、移行せずに不変なまま続く場合との両方の可能性があります。しかし最近は、境界例をパーソナリティ障害として取り扱う考え方が優勢を占めてきました。これは、感情的に不安定で、衝動的で、極端な態度をとり、対人関係上のトラブルが多く、自傷行為などもみられる人です。

非定型精神病　いわば、精神分裂病と躁うつ病（あるいは、てんかん）との境界のケースです。その特徴としては、急性に発症し、錯乱状態を示し、良好に回復し、そして遺伝負因がやや高い疾患であることが、あげられます。

痴　呆　先天的および早期後天的に生じる精神遅滞とは区別して、後天的な知能低下をきたす疾患です。年代別に分けますと、初老期痴呆と老年期痴呆とがあります。初老期痴呆にはアルツハイマー病、ピック病などがあり、老年期痴呆にはアルツハイマー型老年痴呆、脳血管障害性痴呆などがあります。

てんかん　反復発作を示す慢性の脳疾患です。意識障害やけいれん発作などの症状を起こし、脳波上に異常所見が認められます。

症状精神病　脳疾患以外の身体疾患によって起こる精神障害のことです。たとえば、心・肺疾患、肝疾患、内分泌疾患などによって起こる精神障害です。

器質精神病　脳疾患そのものによる精神障害のことです。たとえば、頭部外傷、脳腫瘍、脳血管障害、脳炎、変性疾患、などによって起こります。

中毒精神病　アルコール、シンナー、覚醒剤、治療薬などの薬物によって生じる精神障害です。一般に意識障害を起こしやすいといえます。

さて、初診などで患者の「病名」にまだ確信が持てない時には、「病名」ではなく、とりあえず患者の「状態像」を記載しておくことがあります。たとえば、不安状態、幻覚妄想状態、精神運動興奮状態、精神運動不穏状態、抑うつ状態、軽うつ状態、躁状態、軽躁状態、せん妄状態……といったぐあいです。治療をしつつ経過を観察しながら、確定診断を下すことになります。

◆ Listen to the patient, he is telling you the diagnosis.

（ウイリアム・オスラー）

◆ To cure sometimes,
to relieve often,
to comfort always.

◆ Today is the first day of the rest of my life.

◆ Count your life by smiles not tears.
Count your age by friends not years.

◆ I do my thing, and you do your things.
I am not in this world to live up to your expectations.
And you are not in this world to live up to my mine.
You are you and I am I.
And if by chance we find each other, it's beautiful.

（フレデリック・パールス）

第四章　神経症（その一）

〝ノイローゼ〟という言葉は通俗的で広く使われすぎていて、ジャーナリズムの記事などで、通り魔事件の犯人や自殺者につき、「最近はノイローゼ気味であった」と報道されることがあります。これには、真のノイローゼ以外に、精神分裂病やうつ病などのケースも含まれているようです。

神経症とは、ノイローゼ Neurose（あるいはニューローシス neurosis）のことです。これに対し精神病は、プシヒョーゼ Psychose（あるいは、サイコーシス psychosis）と呼ばれています。筆者の患者で、神経症という自分の診断名を聞いて「私はノイローゼだと思っていました」と反問した方がおり、思わず苦笑してしまいました。ここでは、専門的な狭い意味での神経症について述べます。

1　神経症とは

神経症とは、「主として心因性に起きる心身の機能障害」と定義されます。主として心因性というのは、心因（心理的原因）以外にも、その人の素質や性格も関与しているからです。機能障害とは、形態的変化のある器質障害ではなく（すなわち、非器質性の障害であり）、可逆性の病態であることを、意味しています。

神経症は、その前景に立つ症状によって、さらにタイプが分けられます。たとえば、不安が前景に立つ不安神経症、強迫症状が前景に立つ強迫神経症、離人症状が前景に立つ離人神経症……、といったぐあいです。

神経症と診断をつけるには、その定義からみても、まず器質疾患を除外すること、しかも心理的に跡づけられ精神病ではない点を確認すること、が大切になります。そして、神経症ならば、さらにどういうタイプの神経症かを決めることになるわけです。しかし、不安神経症や強迫神経症などの特異なタイプでは、それがまず診断されて、あとから神経症と考えることもあります。

2　発生の原因

神経症の発生要因には、個体側の要因（性格や素質）と、環境側の要因（ストレス状況）とを考慮しなければなりません。それは、神経症は環境に対する個体の適応障害ともいえるからです。

神経症になりやすい性格傾向としては、わがままで未熟な性格、欲求不満の耐性の低い性格、要求水準の高い性格、などがあげられます。

一方、環境側の要因としては、家庭、学校、職場などにおける問題が考えられます。家庭内の問題には、夫婦、親子、同胞、嫁―姑、の問題があり、これらには三角関係などの愛情関係のもつれ、価値観・人生観の相克、などが関与しています。学生の悩みには、自分の能力や容貌に関する劣等感、受験勉強、友人関係、クラブ活動、などについての悩みが多いようです。職場では、対人関係、仕事の内容、配置転換、転勤、などの悩みが関与しています。

以上のように、個体側と環境側との要因が重なり合って葛藤（コンフリクト）が生じ、それが不安を生み、その結果、神経症状態となっているのです。

さて、神経症も社会文化的条件によって、その様相が変化します。たとえば、未発達な地域では派手な症状を呈するヒステリーが多く、文明が進歩すると身体のことをクヨクヨ気にする心気神経症が増えてくる、といわれています。また、日本のように恥の文化や他人への配慮を重んずる社会では、相手によく思われたい気持ちが強く働くことから、恐怖神経症の中では対人恐怖が多くなっています。

3　防衛機制について

さて、個体側と環境側との要因が重なり合って葛藤が生じ、それが不安を生み出し、その結果、神経症状態になっていると述べました。不安が生じると、人間にはそれを防衛しようとする心理的なメカニズム（すなわち防衛機制）が働きます。その防衛機制のあり方によって、神経症のタイプが異なってくるともいえるのです。

そこで、防衛機制の代表的なものをここで簡略にまとめて説明しておきましょう。

抑　圧　これは、不安や葛藤を無意識のうちにおさえこみ、嫌なことを忘れ去ろうとする機制です。「忘却とは忘れ去ることなり」です。無意識ではなく、前意識のうちにおさえてあることを禁圧といいます。すなわち、抑圧は指摘されても本人は気がつかず、禁圧では問題点を指摘されると、「ああ、そうか」とすぐに気がつくものです（「ああ、そうか体験」といいます）。

否　認　これは、嫌なことを認めようとしない、見まいとする機制です。否認し、そしてさらに、前述の抑圧、禁圧をすることになります。否認と抑圧とは、ヒステリー患者によくみられる防衛機制です。

補　償　劣等感を補おうとする機制です。吃逆の人が努力をして弁舌家になる、というのは補償の一例です。

置　換　これは、問題となる対象を別の対象に置き換える機制です。たとえば、「坊主憎けりゃ袈裟まで憎い」のように、坊さんへの不満を袈裟にも置き換えているもの。恐怖症でみられやすい機制です。不潔恐怖の女性患者で、じつは夫に対する不潔感や嫌悪感があって、それを不潔恐怖の別の対象に置き換えていた、ということがあります。

分　離　感情を切り離して、感情を述べないことです。よくしゃべるわりには、淡々として、それに感情が伴っていない患者がいます。強迫神経症にみられやすい防衛機制の一つです。

取入れと同一化　他人のものを取入れて、自分のものとする機制です。したがって、その相手の人物と同じように振舞うことになります。模倣に近いのですが、模倣が表面的であるのに対し、取入れと同一化はもっとトータルにまねするものです。攻撃的な人に同一化する「攻撃者への同一化」が、有名です。

投　影　自分のうちにあることを相手に投射して、自分にではなく、あたかも相手がもっているかのように考える機制です。自分が相手を憎んでいるのに、相手が自分を憎んでいるように感じたり（被害妄想）、自分が相手に恋愛感情を抱いているのに、相手が自分に恋愛感情を抱いているように感じたりする（恋愛妄想）などが、その例です。このように、妄想患者の心性はこの投影の機制で説明されることが多いのです。

反動形成　自分が考えているのとは反対の態度にでる機制です。たとえば、嫌いな相手に対し、逆に丁寧な態度をとるようなものです。強迫神経症でみられやすい機制です。好きな子に、かえって嫌がらせをする子供の態度も、反動形成の一例といえましょう。

逃　避　嫌なことがらからは逃げてしまう機制です。学校嫌いの子供にみられる学校からの逃避などです。これは、「現実からの逃避」の例にあたりますが、困難なことがあると病気に逃げ込む「疾病への逃避」、現実世界から空想の世界へと逃げ込む「空想への逃避」，というい方も有名です。すなわちこれは，現実の葛藤を正しく見つめて解決しようとしないもので，未熟でヒステリー傾向の強い人にみられます。

転　換　精神的な葛藤を抑圧し，転換して，身体症状として訴えるものです。失立，失歩などのヒステリーの転換症状が有名です。身体化の一つ，ともいえます。

退　行　葛藤に直面すると子ども返りしてしまう機制です。子どもっぽくなることによって，周囲からは同情され，周囲の人たちに協力してもらえるようになれるわけです。

分　裂　これは，相手を良い面と悪い面とに分裂して把握し，その一方の面しかみようとしない機制です。したがって，相手に対しては大変極端な態度にでることになります。すなわち，すべて良いか（理想化），逆にすべて悪いか（脱価値化，軽蔑）です。異性関係では，ほれっぽく（ほれ込み，恋愛），しかも，あきっぽい人です。このことはじつは，自分自身についても，その一方の面しかみられず，総合してみることができないことの表れといえます。じつは，神経症よりも病態が重い，境界パーソナリティ障害の人や，あるいは幼ない子どもに典型的に認められます。

知性化　悩みや葛藤を知性的なものに置き換えていく機制です。インテリ風の女性にみられたりする防衛機制です。失恋の痛手を勉学に励んで発散するのも，知性化です。次の昇華と類似しています。

昇　華　社会的に認められる方向で，葛藤を発散していく機制です。芸術，スポーツ，学問など，社会的に高水準なことがらで葛藤を処理するものです。ゲーテが失恋して書いたという「若きウェルテルの悩み」は，このような昇華の産物といえます。優れた芸術作品のほとんどが，昇華の結果の産物といえるのかもしれません。

4　精神病との鑑別

ここで、神経症と、後にでてくる精神病（とくに精神分裂病）との違いも大まかに説明しておきましょう（**表1**）。神経症では、現実を正しく検討する能力（現実検討力 reality testing）は保たれていて、自分が病気であると認識しています（すなわち、病識があります）。精神病ではそれらが障害され、幻覚や妄想の出現することがあります。神経症では、幻覚や妄想が出現することは原則として、ありません。

表1　神経症と精神病との鑑別

鑑別点	神経症	精神病
幻覚・妄想	−	＋
現実検討力	＋	−
症状の了解可能性	＋	−
感情的接触性（ラポール）	＋	−
感情移入性	＋	−
疎通性	＋	−
病識	＋	−
自ら悩み苦しむ	＋	−
治療意欲	＋	−
人格の障害	−	＋
予後	比較的良	比較的不良

神経症では、話をきいていても感情的疎通性（ラポールともいいます）が良好で、感情を移入することも可能ですが、精神病ではそれらが障害され、話の内容が了解不能になることがあります。神経症では、なぜそうなったのかが理解でき、人格は障害されていませんが、精神病では（とくに、精神分裂病ですが）、人格の障害（人格的欠陥）がでてきます。

以上が鑑別の大まかな目安です。しかし、精神病でもその初期や軽快期には、疎通性が良くなり、病識も出てきて、神経症と紛らわしい状態になることはよくあります。

第五章　神経症（その二）

前章で、神経症のいわば総論について記載しました。ここでは、各論について説明します。神経症のタイプは、前景に立つ症状によって八型に分けられています（ICD-9による）。

1　類型について

不安神経症

不安とは「対象のない恐れ」であり、不安が前景に立つ神経症が不安神経症です。

不安には、急性の不安と慢性の不安とがあり、前者の急性に起こる不安状態を不安発作といいます。不安発作には、たとえば、激しい動悸が生じて心臓が苦しくなり死ぬような恐怖を体験する心臓神経症、ハアハアと呼吸が苦しくなって手足がしびれ、時には失神発作を起こす過換気症候群などがあり、救急車を呼んで病院の救急外来に飛び込んでくるケースも少なくありません。不安発作そのものは、治療を受ければ治まりやすいのですが、改善しても、再び発作が起こるのではないかという「予期不安」に悩まされます。不安発作を起こす病態は、最近ではまとめてパニック・ディスオーダー（恐慌障害）とも呼ばれています。

不安の症状には、精神症状と身体症状とがあります。不安の精神症状への表現には、恐れ、緊張、心配、恐怖、不穏、焦燥、苦悶、興奮などがあります。また、不安の身体症状への表現には、手指振戦、発汗、頻脈、心悸亢進、嘔気、嘔吐、下痢、尿意、呼吸困難、胸内苦悶などがあります。

「不安のかげに欲望あり」という、フロイト（Freud, S.）の言葉があります。たしかに、不安のかげに要求水準の高い欲求が潜んでいることは、少なくありません。

ヒステリー

ヒステリーとは、派手な症状を呈する神経症です。ヒステリーには、そのほかヒステリー性格とヒステリー症状とがあると考えておくと、わかりやすいでしょう。換言すれば、ヒステリーにはヒステリー神経症、ヒステリー性格、ヒステリー症状の三つを指す場合があることになります。

まず、ヒステリー性格から説明しましょう。ヒステリー性格とは、どういう性格をいうのでしょうか。それは、小児的、未熟的、感情不安定的、被暗示的、自己中心的、演劇的、誇張的、自己顕示的、などの性格を指すのです。大まかにまとめますと、① 未熟性（幼稚っぽい）、② 感情易変性（感情が変わりやすい）、③ 自己顕示性（目立ちたがり屋）の三つの性格類型に分けられます。

次に、ヒステリー症状とは？　これは、転換型の症状と解離型の症状とに二分されます。前者の転換型のヒステリー症状とは、葛藤が抑圧され身体症状となって表現されてくるものです。いわば葛藤が身体症状に転換されるわけです。この身体症状にも、運動症状と知覚症状とがあります。運動症状には、失立、失歩、失声、失神、けいれん発作などがあり、知覚症状としては、解剖学的に合致しない手袋型や靴下型の知覚障害、あるいは客観的には視力や視野に異常がないのに主観的には異常を訴える視覚障害などが知られています。解離型のヒステリー症状とは、意識面、記憶面、自我同一性の面などに症状があらわれるものを指します。たとえば、もうろう状態、遁走（フーグ、いわゆる蒸発）、全生活史健忘、二重人格、などを呈するものです。

ヒステリー症状なのではないかと疑わせる特徴としては、症状に象徴的意味があったり、疾病利得（病気になることによって得をすること）、疾病への逃避、満ち足りた無関心（症状に対する深刻味がないこと）などの存在、があげられます。症状の訴え方がオーバーであり、わざとらしく、しかも他人が見ていないと症状が消失することもあります。したがって、ヒステリー症状は詐病（仮病のこと）との鑑別が困難になります。一応、詐病は意識的に疾病に逃避しているのに対し、ヒステリーは無意識的であると考えられていますが、実際には鑑別のむずかしいケースも少なくありません。とくにはじめは真のヒステリーであっても、経過が長びいたり、周囲の対応によっては、詐病的ニュアンスが加味されてくることは、よく認められます。

一般に、前述のようなヒステリー性格の人が、前述のようなヒステリー症状を呈しやすい、といえます。ところで、一般の人たちでも「うちの女房はヒステリーだ」「ヒスを起こした」とか、いうことがあります。この場合のヒステリーとは、カッとなりやすく、感情易変的あるいは感情爆発的になりやすい傾向や状態を指しているようです。

強迫神経症

バカバカしい、あるいは不合理であるとわかっていても止めることができない症状を、強迫症状といいます。強迫症状が前景に立つ神経症が強迫神経症です。

強迫症状は、強迫観念と強迫行為とに大別されます。強迫観念とは、バカバカしいとわかっていても、ある考えが浮かんできて困るものです。たとえば、「戸閉まりの鍵をかけたか」「ガスの栓を閉じたか」「封筒に切手をはったか」などの観念が、追い払っても浮かんでくるものです。強迫行為とは、バカバカしいとわかっていても、ある行為を繰り返しせざるをえないものであり、強迫観念に基づいて起こる場合が多いのです。強迫行為の例としては、何回も手を洗う洗浄強迫、何回も確認する確認強迫、寝る前に儀式的行為を行う就眠儀式、などがあげられます。そして、不潔恐怖を打ち消す（undoing）ために手を洗う、すなわち強迫観念を打ち消すために強迫行為をしている、といえるわけです。

このような強迫症状のために自由性を失った状態を、制縛状態と呼びます。

強迫症状には自分だけで気にして自分で確認している自己完結型の強迫症状と、確認のために他人も巻き込む他者巻き込み型の強迫症状との二タイプがあると考えておくと（成田善弘による）、治療上役に立ちます。後者の巻き込み型は女性に多く、より重症であるように思われます。

強迫状態を呈しやすい人は、強迫性格の人であるといわれています。では、強迫性格とはどのような人を指すのでしょうか。強迫性格とは、良心的、几帳面、杓子定規、融通性・柔軟性の欠如、瑣事のこだわり、ケチ、自信欠乏、完全癖の強い性格を指すのです。自己不確実性性格ともいえます。

今、みなさんの眼の前のコップに他人の尿が入っていると仮定してみて下さい。そして、それを洗って水を飲んでみる、と想像してみて下さい。みなさんは、何回洗えば気がすみ、水を飲めるでしょうか？　一般には、何回も何回も洗わないとなかなか飲めないのではないでしょうか。たとえきれいであると頭では理解できても、心情的には飲みにくいものです。この話は、正常人でも状況によっては、何回も水洗いをしないと気がすまない、すなわち強迫的になりうることを、示しています。

一般に、その人にとって大切な内容であるならば、正常人でも何回も確認するものです。大切なラブレターに正しく切手がはってあるかどうか、大切な答案用紙に正しく自分の名前を書いたかどうかなど…。しかし、強迫神経症の人は、一般の人にとっては、それほど大切でないことに（もっとも、本人にとっては大切なのでしょうが)、こだわっている状態といえます。

恐怖神経症

「対象への恐れ」を恐怖といいます。不安が対象のはっきりしていない恐れであるのに対し、恐怖では対象が明らかな恐れを指します。恐怖の対象の種類によって、命名されています。たとえば、対人恐怖、高所恐怖、乗物恐怖、尖端恐怖、不潔恐怖、疾病恐怖、学校恐怖、出社恐怖、などです。このように、○○恐怖と、こわい対象を恐怖の前につければ、よいわけです。

恐怖神経症は、対象に対する強迫神経症ともいえます。

抑うつ神経症

元気のない抑うつ状態が前景に立っている神経症のことです。神経症性うつ病と同義に用いられることもありますが、これはうつ病ではありません。神経症の一種です。いつも何となくグズグズしているタイプの人のことです。むしろ、抑うつ性の性格障害に近い、といえるかもしれません。

心気神経症

心気症状とは、身体のことをクヨクヨ気にしている状態を指します。心気神経症にみられるこのような身体的愁訴には、頭重、頭痛、めまい、眼精疲労、食欲不振、胸部圧迫感などがあります。各科や病院をめぐっている患者の中には、このような心気神経症の患者がまざっているものと考えられます。

プライドの高い人で怒りが抑圧された時にも、心気症状が出やすいといわれています。

神経衰弱

神経衰弱とは、心身の不調にこだわっている神経症です。易疲労性、注意集中困難、記銘力障害、不眠などを気にするものです。受験ノイローゼの学生に典型的に認められます。

しかし、臨床上、神経症の一タイプとしてではなく、神経衰弱状態という病名を使うことは稀です。神経衰弱状態という状態名で用いられることが多いのです。しかも、実際に使われる場合は「健康保険用の病名」であったり、「診断書用の病名」であったりします。たとえば、会社に提出する診断書で患者の病名を「精神分裂病」と書くのにさしさわりがある場合に、「神経衰弱状態」と書いておくことが少なくないのです。

また、初診時などで、神経症か分裂病かうつ病かなど病名が決めにくい時にも、とりあえず「神経衰弱状態」と記して経過を観察することもあります。

離人神経症

離人症状とは、生き生きとした実感が感じられない症状のことです。これには、自分の精神状態に（とくに喜怒哀楽に）対して実感が感じられない場合、自分の身体に対して実感が感じられない場合、外界に対して実感が感じられない場合、の三つが有名です。ピーンとこない感じ、ベールで包まれているような感じ、などと患者は訴えます。逆説的ですが、「実感がないという感じを強く実感している状態」なのです。したがって、実感がないといっても、患者自身にとっては、一般に苦痛感は強いものです。

2　治療と予後

神経症の治療には、環境調整、精神療法、薬物療法、の三つがあります。

環境調整とは、家族や学校や職場に問題があれば、その問題を調整していくものです。家族の人を呼んで定期的に面接をしたり、必要があれば、学校の先生、職場の同僚や上司にも来院してもらうことになります。家族療法は治療上とても大切です。

精神療法的なアプローチには、支持的精神療法、精神分析療法、あるいは行動療法などがあります。これらのうちのもっとも一般的に行われているのは、支持的精神療法です。これについては、別に第三十章でまとめて説明します。

神経症の薬物療法としては、症状に応じて適宜、抗不安薬、抗うつ薬、睡眠薬、などが投与されます。このうち中心となるのは抗不安薬であり、その中ではベンゾジアゼピン系誘導体が最も頻用されています。そして、このベンゾジアゼピン系誘導体の古典的代表薬に、ジアゼパム（商品名＝セルシン、ホリゾン）、クロルジアゼポキシド（商品名＝コントール、バランス）があります。詳細は第二十九章で後述します。

神経症の予後に関しては、これは精神疾患一般についていえることですが、急性の発症をとるものは予後が良く、慢性の発症をとるものは予後が良くない、といえます。神経症で慢性の経過をとりやすいものは、性格が強く関与している場合です。

したがって、不安神経症では症状が急性に発症して患者は大さわぎをしますが、治まりやすく、他方、強迫神経症やヒステリーでは強迫性格やヒステリー性格が関与していてなかなか治りにくい、と一般的にはいえることになります。

◆忠ならんと欲すれば、孝ならず。

◆夢は短い狂気、狂気は長い夢。

第六章　精神分裂病（その一）

「通り魔事件」など精神分裂病者による犯罪が、時に、ジャーナリズムをにぎわすことがあります。いまだに一般の人たちの中には、精神分裂病者は危険で狂暴である、というような誤解と偏見があるように思われます。本章では、精神病の代表である精神分裂病について、総論を中心に述べます。

1　精神分裂病とは

精神分裂病とは一言で述べれば、主として青年期に発症し、しばしば幻覚や妄想を呈し、あとに人格の欠損（欠陥）を残す疾患であり、いわゆる内因性精神病の一つです。

人格の欠損（欠陥）とは、人柄が多少変わりエネルギーが減退することであるとお考え下さい。

内因性とは内部に原因があるとの意味で、要するに、原因が不明ということです。二大内因性精神病とは、精神分裂病と躁うつ病とを指します。そして、躁うつ病が躁病とうつ病とを繰り返しても、あとに人格の欠陥を残さないのに対し、精神分裂病では欠陥を残す点で、区別されます。

精神分裂病研究の歴史では、ドイツのクレペリン（Kraepelin, E.）とスイスのブロイラー（Bleuler, E.）の二人の精神科医が有名です。クレペリン（一八五六～一九二六年）は、青年期に発症し（早発性）、最後には痴呆に至るという経過を重要視して、「早発性痴呆」という概念を提唱しました。今から、九十年前のことです。一方、ブロイラー（一八五七～一九三九年）は現在みられる症状（すなわち横断面の特徴）を重要視して、「精神分裂病」（Schizophrenie,シッォフレニー）という名称を提案しました。シッォとは分裂、フレニーとは精神を意味します。現在の症状を重視して、経過を重視しないこの「精神分裂病」の概念は、痴呆に至る経過を重視する「早発性痴呆」の概念よりも、その対象範囲が広くなっています。

精神分裂病の発現頻度は、一般人口中〇・七～〇・八％といわれています。すなわち、一〇〇〇人中七～八人、四捨五入すれば一〇〇人中一人にみられ、かなり発生頻度の高い疾患であるといえます。この発生頻度の数値は、各国の統計でもほぼ同様です。この数は、一生のうちに一度でも精神分裂病の状態になった人のすべてを含みますが、これを、一年間に精神分裂病になった人数でみてみますと、〇・二～〇・三％すなわち一〇〇〇人中二～三人となります。

精神分裂病の発生頻度に男女の差はありません。〝男女平等の病気〟です。精神分裂病の大部分は、十代後半から二十代後半までに発病し、四十歳以上になって初発するケースは稀です。すなわち、高校生～大学生の年代に好発する青年の病であり、したがって、その後の人生行路に重大な影響を与えることになります。

次に、精神分裂病にはどのような症状（横断面の特徴）がみられるのかを、まとめて述べてみましょう。

2 基本症状

有名なのはブロイラーの四Aといわれる基本症状です。四Aとは、Autism（自閉性）、Ambivalence（両価性）、Affect の障害（感情の障害）、Association の障害（観念連合の障害）をさします。

自閉性とは、自分の内面的世界へ閉じこもることであり、内面生活のほうが優位となって、外の現実世界からは遊離している状態です。

両価性とは、同一対象に対して全く相反する感情、意志、思考を向けることをいい、たとえば、ある人物を愛し、かつ憎むようなものです。

感情の障害には、感情の鈍麻、感情の不安定性、感情的な無関心などがあります。

観念連合の障害には、思考内容のまとまりの悪さ、連想のゆるみ（連合弛緩）がみられ、ひどくなると話の内容が支離滅裂になることもあります。

四Aとは別に、Abulie（無為）、Apathie（無気力）、Autismus（自閉性）を三Aと呼ぶことがあります。

以上の四Aのうち、両価性については神経症でもよくみられるので、強い批判があります（臨床ではむしろ、両価的 ambivalent と形容詞で様態を示す用語として使われています）。

さて、精神分裂病の経過中に必ず出現するというのが基本症状ですが、ブロイラー自身は、そのうちで、とくに観念連合の障害を一次的な症状と考えました。すなわち、観念連合の障害がもっとも中心的な症状で、ほかの症状はこれから二次的に派生する、と考えたのです。一方、「有名な」幻覚や妄想などの症状は、むしろ精神分裂病の経過中に必ずしも出現するとはいえない症状であり、基本症状に対して副次症状と呼ばれています。しかし、副次症状とはいっても、出現すればかなり意味がある症状と考えられます。そこで次に、副次症状のオンパレードを示しているともいうべき、シュナイダー（Schneider, K.）の一級症状に触れておきます。

3　一級症状

ドイツの精神科医シュナイダー（一八八七〜一九六七年）は、これがあって身体の病気がなければ精神分裂病といってよいような症状を一級症状、そういうほどの価値のない症状を二級症状と呼んで区別しました。すなわち、一級症状とは、これらの認められない精神分裂病はあるのですが、認められれば精神分裂病と呼んでよいような意義の高い症状のことです。ただし、薬物（アルコール、覚醒剤）の影響や、身体の病気などのないことを確認しておかなければなりません。一級症状は次の八つの症状に整理されます。①〜③が幻聴、④〜⑥が作為体験（させられ体験、被影響体験、あやつられ体験）に関するものです。

①考想化声：自分の考えている内容が幻聴となって聞こえてくる症状です。自分の考えであるという「思考内容の自己所属性」は、保たれています。

②自分の行為を批評する幻聴：ちょうど実況放送をしているように、「あっ、顔を洗っている」「歯をみがいている」などと、患者のすることにいちいちコメントをしてくる幻聴です。

③問答形式の幻聴：自分の噂をし合っている二人以上の声が聞こえてくる幻聴です。声同士が問答したり、いい合いしたり、会話している幻聴を、患者が聞くものです。この形式の幻聴を日本では以前は、患者に話しかけ、患者が応答をする幻聴と考えていましたが、それは誤りです。

④身体への影響体験：身体に電波がかけられるなど、自分の身体に外からの影響を感じる体験です。

⑤ 考想奪取、その他の思考領域での影響体験：自分の考えが抜き取られる（考想奪取）、他人に考えさせられ自分で考えることができないなどのように、思考の領域で他人の影響を感じる体験です。

⑥ その他の作為体験：自分の感情・衝動・意志の領域で、他の人や外部の力によって動かされていると感じるような体験です。他人にあやつられ、させられている、と患者は考えます。

⑦ 妄想知覚：知覚したものに患者が妄想的意味づけを与えてしまう症状です。たとえば、「ここにものがあるのは、自分に対する嫌がらせだ」というように、ものに自分と関係した意味を与えるようなものです。理由なき意味づけ、動機なき意味づけ、などとも呼ばれています。

⑧ 考想伝播：自分の考えていることが他人に伝わっている、と感じるような体験です。自分の考えが察知されている、筒抜けになっている、などとも訴えます。

次に、二級症状は精神分裂病の診断上の意義は乏しいとされていますが、あげておきましょう。

① 一級症状以外の幻覚や錯覚

② 妄想着想：「自分は天皇陛下の隠し子である」というような妄想を、突然パッと思いつくものです。妄想が無媒介的に患者の頭にひらめくわけです。

③ 抑うつ気分と好機嫌：抑うつとそう快な気分は、躁うつ病ではなく精神分裂病の患者でももちろん起こりますが、精神分裂病では感情を移入しにくいところがあります。

④ 当惑：困惑したり、途方にくれるものです。

⑤ 感情貧困化の体験：自分の感情が枯渇しているように感じる体験です。

表1　精神分裂病の陰性症状と陽性症状

陰性症状	陽性症状
障害された機能喪失による症状	そのため，下部の抑制されていた機能が出現して出てくる症状
無為，自閉，無気力，感情鈍麻，無関心，自発性減退（地味な症状）	幻覚，妄想，させられ体験（派手な症状）
慢性期	急性期
基本症状（ブロイラー）	副次症状（ブロイラー）一級症状（シュナイダー）
向精神薬に反応しにくい	向精神薬に反応しやすい

4　その他の症状の分け方

以上の他に、精神分裂病の症状を、陰性症状と陽性症状とに分けてみる見方もあります。フランスのジャクソン（Jackson, J. H.）やエイ（Ey, H.）の考え方によれば、障害された機能喪失による症状が陰性症状、そのため下部の抑制されていた機能が出現してくる症状が陽性症状です。無為、無気力、自閉、無関心、自発性減退などが（どちらかといえば、ブロイラーの四Aにあたる症状が）陰性症状であり、幻覚、妄想、作為体験などの（シュナイダーの一級症状のような）はなやかな症状が、陽性症状です。陰性症状は向精神薬に反応しにくく、陽性症状は反応しやすい、といえます。陰性症状は精神分裂病の慢性期に、陽性症状は急性期にみられやすいともいえます（**表1**）。

症状を主観的症状と客観的症状とに分けることもあります。主観的症状とは、患者の体験している自覚的な症状であり、幻覚、妄想、作為体験、自我障害など、いわばシュナイダーの一級症状が、その代表的なものです。客観的症状とは、われわれが客観的にみることのできる症状であり、精神分裂病者の乏しい表情、奇妙な行動や態度、不規則な日常生活、言語新作などの言語異常、社会的活動力の低下、興奮や昏迷などが、その例となります。ブロイラーの四Aは、客観的症状といえましょう。精神分裂病者と接していて、感情的接触（ラポール、疎通性）に乏しいとか、人間的な接触をもちにくいとよくいわれますが、これも客観的症状であるといえます。

また、症状を身体症状と精神症状とに二分することもあります。しかしながら、精神分裂病に特有な身体症状は知られていません。精神分裂病の発病の初期には不眠、食欲不振、月経異常などの認められることがよくありますが、精神分裂病に特有な症状とはいえません。精神症状となると、これまで述べてきたブロイラーの基本症状と副次症状、シュナイダーの一級症状と二級症状、陽性症状と陰性症状など、すべてが当然のことながら精神症状です。

◆Though this be madness, yet there is method in it.

（シェークスピア）

◆わが邦十何万の精神病者は実に此病を受けたるの不幸の他に、此邦に生まれたるの不幸を重ぬるものと云うべし。

（大正七年、呉　秀三）

第七章　精神分裂病（その二）

1　病型について

精神分裂病は日本では一般に破瓜型、緊張型、妄想型の三タイプ、あるいは単純型を加えて四タイプに分けられています。筆者自身は、これにさらに、鑑別不能型（未分化型、不定型、未定型）と残遺型の二タイプとを加えておくとよいのではないか、と考えています。

単純型分裂病

幻覚や妄想などの陽性症状は全く目立たずに、自閉、情意鈍麻、人格障害などの陰性症状がゆっくりと進行する精神分裂病のタイプです。パーソナリティ障害との区別がつきにくいものですが、最近の新しい考え方では実際にパーソナリティ障害の中に含められることもあります。

破瓜型分裂病

症状（とくにシュナイダーの一級症状）に乏しい寡症状型分裂病も本タイプと関係が深く、このタイプにこそ精神分裂病の本態があるとの意見もあります。

破瓜とは瓜の字を縦に二分すると八の字が二つできることから、女子の十六歳（初潮が起こる時期）の別称であり、思春期を意味します。思春期から二十歳前後に発病しやすいタイプで、後で述べる妄想型が三十歳前後に発病しやすいことと異なっています。

妄想や幻覚もみられますが、妄想型のように体系化されることはありません。一見ノイローゼを思わせるような不眠、頭重、易疲労感、注意集中困難、抑うつ気分で始まることがあるほかに、独語、空笑、奇妙な行動、衒奇的な態度、退行的で児戯的な仕草などが認められます。

緊張型分裂病

急性に興奮し衝動的になったり、逆に無言・無動になったり（昏迷）する精神分裂病です。すなわち、興奮と昏迷とがくり返される、客観的症状の目立つもので、急性に悪化しますが、治りも良いタイプといえます。

発病年齢は、破瓜型と同様に二十歳前後に多いといわれていますが、私の経験では三十歳前後でもあります。

症状が激しいこのタイプの精神分裂病は、文明が進歩すると減少するといわれています。

妄想型分裂病

頑固な妄想症状が前景に立つ精神分裂病です。妄想の内容には被害妄想も誇大妄想もあり、体系化しやすいものです。発病年齢は、前者の三型よりも遅く、三十歳前後、時には四十歳代のこともあります。感情障害や自閉性は目立たずに、人格の崩壊に至ることも少なく、患者は妄想内容の話さえしなければ、結構ラポール（感情的接触性）は良いものです。

鑑別不能型分裂病

以上の四型のいずれともいいにくいタイプです。日本ではほとんど使われない名称ですが、筆者のアメリカでの臨床経験ではアメリカで最も多く診断されていた精神分裂病のタイプでした。日本では破瓜型の概念があまりにも広く扱われていて、このタイプも破瓜型に入れられてしまいますが、破瓜型はもっと限定して使うべきです。

最近では精神分裂病の軽症化がいわれていますが、その傾向とも相まって、現在このタイプの精神分裂病が増えつつあるといえます。

残遺型分裂病

欠陥型、あるいは欠陥治癒型ともいわれるタイプです。過去には明らかな精神病性の時期（幻覚・妄想状態など）がありましたが、現在はみられない精神分裂病で、軽症ならば社会生活は十分可能なものです。

2　病因について

精神分裂病の原因はいまだ不明であり、それが発見されればノーベル賞ものであるといわれているほどです。精神分裂病を単一の疾患と考えてよいのかどうかにも疑問があるくらいですから、なかなか大変なわけです。原因が不明なので、精神分裂病の発症の成り立ちについては多元的に考えられています。すなわち、生物学的、心理的、社会的の三要因（bio-psycho-social）の関与を常に考慮することが治療上大切になります。生物学的な要因としては遺伝負因や身体的原因が、心理的要因としては心因や性格因が、社会的要因としては家族因や社会因が、あげられます。

これらを順次説明していきましょう。

遺伝に関しては、双生児の研究がよく知られています。一卵性双生児の一人が精神分裂病になった時に、もう一人が精神分裂病になる率（すなわち一致率）は、七〇～八〇％といわれ、他方、二卵性双生児における一致率は二〇％ぐらいであり、両者に明らかな相違がみられています。このように、一卵性双生児の方が高いことは、遺伝的要因が重要であることを物語っています。

しかしながら、一卵性双生児でも逆にいうと不一致例が二〇～三〇％もあるということなので、すべてを遺伝に帰するのも無理があります。もし遺伝性疾患ならば、一卵性双生児での一致率は一〇〇％になってよいはずだからです。精神分裂病へのなりやすさ（脆弱性）が遺伝するのではないか、と思われます。

次に、身体的原因、すなわち何らかの生物学的原因については、たとえば抗精神病薬の作用機序などの点からドーパミン過剰仮説が注目されています。

心因については、精神分裂病の発病に際して、親からの自立の失敗、失恋、進学や職業上の挫折、宗教体験などが認められることがあります。もっとも、心因とはいってもじつはそれは引き金であって、内因性の病態の誘発される場合が大部分なのです。

むしろ、精神分裂病の再発の要因として、心因の関与の大切なケースが少なくありません。

性格因については、精神分裂病の病前性格がいわれています。有名なものは、分裂気質。要するに、非社交的で、内気で、引きこもりやすい性格傾向です。無口、控え目、生真面目であったり、敏感、神経質で自然と書物を愛し、従順で、ユーモアを解せず、鈍感であったりします。自閉症とともに、敏感性と鈍感性という相矛盾した傾向が同居しているのです。この分裂気質の人の体型には、やせ型が多いといわれています。

しかしながら、精神分裂病の病前性格は決して単一のものではなく、これといった偏りのない普通の青年もいます。

家族因とは、たとえば患者以外の家族成員に問題があり、そのしわ寄せが弱い患者に及んで発症する、という考えです。「精神分裂病をつくる母親」（schizophrenogenic mother）という言葉もあり、過保護で干渉的で支配的な、あるいは共感性に乏しい母親が問題視されています。そのほか、両親同士の関係や歪み、家族の偽相互性などについてもいわれています。しかしながら、家族内の人間関係が、真に精神分裂病の成因となっているのか、逆に病者が存在するために生じてきた結果なのかは、慎重に判断する必要があります。

社会因については、たとえば、大都市中心部の社会・経済的な低階層に精神分裂病が発生しやすいといわれてきました。これも、大都市の病理に原因があるのか、精神分裂病になった人が都心に流れて集まる結果なのかを、よく検討しなければなりません。しかしながら、社会の人の精神分裂病者に対する疎外的態度は、発病を促進し、しかもその回復を妨げる可能性があるとはいえます。

3　治療について

精神分裂病の治療の目標には、症状の消失、現実検討力（病識）の改善、社会適応力の回復、の三つがあります。

そして、精神分裂病の治療法には、薬物療法、精神療法、リハビリテーション療法があります（**表1**）。

薬物療法としては、主として抗精神病薬が投与されます。この抗精神病薬の代表として、フェノチアジン系のクロルプロマジン、ブチロフェノン系のハロペリドールがあります。抗精神病薬は、とくに幻覚や妄想や興奮などの陽性症状に効果があり、精神分裂病の急性期には多目に投与されます。この薬物療法は、一義的には症状の消失をターゲットにした治療法であるといえましょう。

次の精神療法は、現実検討力（あるいは病識や洞察）を深めていくことをターゲットにした治療法です。まず、精神分裂病患者の精神内界をよく理解しようと努力しながら、患者の悩みを受容していく姿勢が大切です。

表1　精神分裂病の治療

治療目標		治療法
症状の消失	⟶	抗精神病薬
現実検討力（病識）の改善	⟶	精神療法
社会適応力の回復	⟶	リハビリテーション（社会復帰）療法

慢性疾患である精神分裂病は急性期症状がおさまっても、維持量の抗精神病薬を与えながら患者を長期にわたって精神療法的にサポートし、本人が置かれている状況を理解しつつ、再燃・再発をさせないように予防をしていかなければなりません。

また、家族との関係を良好にしていくことも（すなわち患者と家族との再統合をはかることも）大切になります。

リハビリテーション療法は、主として患者の社会適応力を回復するために行われます。病状が鎮静期あるいは慢性期に入れば、とくに大切な治療法となります。生活指導、レクリエーション療法、作業療法、職業訓練があり、治療形態としては日中病院にくるデイ・ケア、夜間を病院で休むナイト・ホスピタルなどがあります。

デイ・ケアはとくに最近、活発に行われるようになってきましたので、上手に活用したいものです。社会復帰の一プロセスとして有用であるばかりでなく、症状悪化の早期発見、再入院の防止にも役立てることができます。

4　経過について

精神分裂病の経過については、以前は、三分の一の症例が荒廃、三分の一が不完全寛解、三分の一が完全寛解する、といわれていました。

荒廃とは（名称は良くありませんが）、症状も病識も社会適応力もいまだに改善していない状態であり、精神病院に入院し続けているものです。

不完全寛解とは、症状が消失しても病識は不完全な状態ですが、一応の家庭生活や社会生活は営めるものです。

完全寛解とは、症状は消失し、病識も改善して、社会適応力も以前の状態に回復しているものを指します。薬物療法などの治療法の進歩によって、最近では、中間の不完全寛解をする症例が増えており、荒廃する症例は減ってきて、精神病院などの雰囲気もかなり良くなってきました。

ところで、精神分裂病の症状は患者が年をとるとともに一般に軽症化するといわれています（晩期軽快、晩期寛解）。

5　予後への影響

最後に、精神分裂病の予後（見通し）を良くするであろうと考えられる因子を、あげておきましょう。

まず、明らかに誘因があって発病した精神分裂病は、それがないものよりも、急性に発症した例は慢性に発症してくる例よりも（したがって、緊張型は破瓜型や妄想型よりも）、また発症する年齢が高いほど（すなわち、遅発性なほど）、予後は良いといえます。

躁うつ病的色彩が認められたり、疏通性が良かったり、あるいは多少とも病識のある例、もともと社会適応の良かった例は、予後が良いと予想されます。

体型については肥満型の人はやせ型の人よりも、病前性格については社交性の高い循環気質の人は社交性の乏しい分裂気質の人よりも、婚姻については配偶者のある人は独身者よりも、予後が良いといわれています。また、知能の高い、社会経済的に恵まれている、家庭や職場の環境の良い人は、一般的に予後が良いといえます。

さらに大切なことは、精神分裂病の予後には治療者の性格や治療法も関係している点です。楽観的で、柔軟で受容的な考え方をする治療者にみてもらっている人は、予後が良いのです。また、自分に合ったふさわしい相性のよい病院や医者を選ぶことも、大切なことになります。「医者を選ぶのも寿命のうち」とは、精神医療にもあてはまることなのです。

◆精神障害者は生活障害者である。

◆精神的に健康な人間にできることは、愛することと働くことである。
（フロイト）

◆知るを知るとなし、知らざるを知らざるとなす、これ知るなり。
（『論語』）

◆人見るもよし、人見ざるもよし、我は咲く也。
（武者小路実篤）

◆現在の幸福を幸福と思わず、さらに幸福を待っている人間がいる。
（三浦綾子）

第八章　うつ病（その一）

新聞紙上で、時に有名人やエリートサラリーマンの自殺が報道されて、われわれを驚かせることがあります。このような自殺例の中には精神科医からみますと、うつ病によるものではないかと思われるケースが多く、「精神科を早く受診していてくれたらなあ」と残念に思うことが少なくありません。

心身症と並んで、うつ病も現代病といえるものですが、自殺の危険性を秘めている点では、とくに注意が必要です。そして、ごく軽いうつ病ならば「心のかぜ」の如く、かなりの人にかかる可能性があるものです。

1　症状について

うつ病とは元気がなくなる「感情の病」であり、「ある期間」（平均三カ月）は続きますが、必ず元通りに治る病気です。それまでは一般的に社会適応も良く、家庭内にあっても支柱的であった人物が、主として中年から初老期にかけて挫折を体験して陥る病態です。

うつ病の症状は、精神症状と身体症状とに大別されます。逆にいえば、次のような精神症状や身体症状が認められる人には、うつ病の可能性を考えることになります。

精神症状について

不全感・無気力・意欲減退、劣等感・後悔・愚痴っぽい、心配症・取り越し苦労、不安感・イライラ感・人に会いたくない、思考力減退・集中力困難・決断ができない、罪悪感・自責感・自殺念慮、妄想観念および妄想（心気妄想、貧困妄想、罪業妄想、時に関係妄想、被害妄想）。

身体症状について

易疲労性・頭重・肩こり、不眠（早朝覚醒が多い）、食欲不振・体重減少、性欲減退、胸部圧迫感・口渇・便秘。

以上のような精神症状や身体症状が、一般に平均して三カ月間くらい続きますが、最近は、軽症例、および長びく遷延例が増えてきています。

2　なりやすい性格

うつ病になりやすい性格の人がいるといわれていますので、まとめて述べてみましょう。ドイツでメランコリー親和型性格と呼ばれるものです。その性格特徴を羅列してみますと、

几帳面・生真面目・律儀・正直・小心、仕事好き・手をぬけない・入念な仕事振り、人にまかせられない・完全主義、強い責任感・道徳感、融通性や柔軟性がない・頑固である、人と争えない、人と折り合いが悪い時は自分が折れる、人に頼まれるとイヤとはいえない、人の眼を気にする。

要するに、几帳面で生真面目で秩序に縛られた性格であり、他人の評価を気にして、あまり自己主張をしない

性格であるといえます。これは、いわば「古き良き日本人」を思い起こさせる人柄です。

現代は古い価値観が崩れ、価値観が多様化してきて「古き良き日本人」は生きにくくなっており、また、ずうずうしい人が増えて、伝統志向的な真面目人間には生きづらい時代になったと考えられ、したがってうつ病者が増えつつあると推測されています。

3　なりやすい状況

では、以上のような性格の人が、どのような状況でうつ病になりやすいのでしょうか。それは、一言でいえば「生活上の変化」がみられる時です。以上のような性格の人は柔軟性や適応力に欠けるため、「秩序の変化」に弱いのです。そのような状況を羅列してみますと、

身体病の罹患・負傷・手術、就職・転勤・転職・昇進・退職、出産・更年期・子どもの結婚、結婚・お見合い・愛情関係のもつれ、配偶者の死・親しい人との離別、留学、引越し・新築、負担の急激な増加・負担の急激な軽減。

ここで興味深いのは、何かを失った喪失体験の時にだけうつ病になるのではなく、望んでいたことがかなえられた獲得体験（昇進、新築など）でも、なりうる点です。これらが周囲の人には慶事にみえても、本人にとっては秩序の変化、新たな負担の増加をもたらすことになると考えられます。

さらにまた、ストレスのかかった「負荷状況」ばかりでなく、それまでの重い負担や緊張が軽減し、ほっとした「荷おろし的状況」でもうつ病は起こるのです。

以上の性格と状況を要約しますと、几帳面で真面目な人間が、生活上の変化に直面して努力しつつ心身のエネ

ルギーを使いはたして、ついにはうつ病を発症するといえます。

4　うつ病者への精神療法

うつ病者が外来を受診したときに、筆者は**表1**（章末）のような注意事項を患者に直接手渡して、次のような趣旨を説明しています。これは、うつ病者に対する指導とも精神療法ともいえるものです。

①自殺は絶対にしないこと。自殺は一番いけないこと。家族の者にもわれわれにも大変な迷惑がかかるから。

②うつ病は必ず治る病気である。今はトンネルの中に入ったようなものだが、必ず抜け出すので、あせらないこと。「一歩後退、二歩前進」「朝の来ない夜はない」の落ち着いた心がまえでいること。

③「肺炎」などの「身体病」にでもかかったと思うこと。怠慢であったり、気がたるんでいるのとは違う。

④自分で治そうとしないこと。専門的治療を受ければ、より早く、より軽くすむ。

⑤安心して服薬をすること。薬の副作用として、口の渇き、便秘、眠気などがみられることがあるが、心配はいらない。

⑥できうる限り、休息、睡眠をとること。医師に診断書を書いてもらうようにする。そして、薬を服用し、自宅で一番楽な姿勢をとって休んでいることが望ましい。

⑦仕事は、どうしても自分がやらなければならない最低限のことだけをやって、なるべく他の人にまかせること。これまで一生懸命働いてきたのだから今はゆっくりと休み、そして元気になったら、また頑張る心づもりでいればよい。

⑧人生上の重大決定はしないこと。退職、引越しなどの重要問題の決定については、すべて延期する。元気

のない時に決めると、悲観的な悪い方向に決めやすく、あとで後悔するから。

⑨病状は一進一退することがあるので、一喜一憂しないこと。

5　うつ病者への家族の接し方

うつ病者の、家族への注意事項もあげておきます。家族の態度は、それによって患者の気持ちを楽にも、逆に悪くもしうるから大切です。筆者は**表2**（章末）のような注意事項を家族に手渡しています。

①自殺に注意する。もし自殺の危険がさしせまっている時には、患者を一人にしないこと。そして、主治医と連絡をとり、早く入院させるように努めること。

②患者を励ましたり、あるいは気晴しに誘ったりしないこと。鼓舞激励する家族や友人が多いのは、本当に困ったことである。元気のない患者を励ますことは、疲れた馬にムチをあてるようなものであり、一層疲れさせてしまう。また、気晴しに誘うと、患者は元気な人をみて、自分をますますみじめに感じるから。

③うつ病は、怠けているのではなく、病気である。不慮の事故で骨折にでもあったと考えて、なるべく休養をとらせること。

④必ず治る病気なので、家族もあせったり、患者にあたったりしないこと。

⑤服薬を確認すること。処方された薬を管理して、患者がまとめて飲んだり、中断したりしないようにする。時に、副作用を説いて服薬をやめさせる家族がいることは、本当に困ったことである。

⑥患者の心身の負担を取り除く方向で、全面的に協力してあげること。患者が主婦であれば、実家の母親などにも協力を頼むようにする。

⑦ 軽快しても、正味三カ月間くらいは注意をし、服薬を続けさせること。

⑧ 家族として、患者を入院させる方がよい場合をまとめると、次のとおりである。

・自殺のおそれが強い場合
・環境から離さないと患者が休養できない場合
・患者ばかりでなく、家族が疲れきっている場合
・患者が長く仕事を休んでいる場合
・外来治療を受けていても、なかなか改善しない場合
・精神科に入院することによって、本人も周囲の者も病気であると認めることができる場合

6　予防について

うつ病が改善した場合には、次にその再発の予防に努めなければなりません。また繰り返すことが多いからです。うつ病の再燃・再発予防として、筆者は少量の抗うつ薬の維持療法のほかに**表3**（章末）のような生活上の心がまえを指導しています。

① 自分の性格特徴をよく把握して、それが行き過ぎにならないように心がけること。すなわち性格の洞察を、汝自身をよく知るように。

② 今回のうつ病の発病状況をよく検討し、類似の状況には注意すること。

③ 生活上の変化があるときには注意をし、休息や睡眠を十分にとること。

④ 柔軟で余裕のある生活を心がけること。秩序に縛られない、ゆとりある八分目の生活を。

⑤ 物事の優劣に順序をつけ、大切なことがらから処理していくこと。「あれも、これも」ではなく、「あれか、これか」で。
⑥ 他人にまかせられることはまかせ、自分の負担を軽減すること。うつ病になりやすい人は、なかなか他人にまかせられない性格の人である。
⑦ 他人の評価に縛られないこと。他人の眼を意識しすぎないように心がけ、自分を大切にする。
⑧ 不眠や食欲不振などのうつ病の初期症状を認めた場合には、精神科をためらわずに早めに受診すること。

◆我誕生の日は、母苦難の日。
（父母恩重経）

◆医の世に生活するは、人の為のみ。
己が為にあらず。
安逸を思わず、名利《めいり》を顧みず、
唯、己を捨てて、
人を救わんことを希うべし。
（緒方洪庵）

表 1　患者さんへ

①自殺は絶対にしないで下さい
②必ず治るので，あせらないで下さい
③身体病にかかったと思って下さい
④自分で治そうとはしないで下さい
⑤安心して薬を飲んで下さい
⑥できるだけ，休息・睡眠をとって下さい
⑦仕事は最低限のことだけをやって，なるべくほかの人にまかせて下さい
⑧重大な決定はしないで下さい
⑨病状には一進一退があります

表 2　御家族の方へ

①自殺に注意していて下さい
②患者を励ましたり，気晴しに誘ったりしないで下さい
③患者は怠けているのではなく，病気であると思って下さい
④必ず治るので，家族の方もあせらないで下さい
⑤服薬を確認して下さい
⑥患者の負担を取り除く方法で，できるだけ協力してあげて下さい
⑦正味三カ月間は，注意していて下さい
⑧入院させた方がよい場合は，次の通りです
　a. 自殺の恐れが強いとき
　b. 環境から離したいとき
　c. 家族の方が疲れきっているとき
　d. 患者が仕事を長く休んでいるとき
　e. 外来治療でなかなか改善しないとき

表 3　再発予防への対応

①自分の性格をよく洞察すること
　“なんじ自身を知る”
②発病状況を検討し，類似の状況に注意すること
③生活上の変化があるときには，注意をすること
④ゆとりある生活を心がけること
⑤大切なことがらから処理していくこと
⑥他人にまかせ，自分の負担を軽減すること
⑦他人の目を意識しすぎないようにすること
⑧不眠や食欲不振を認めたら，早めに受診すること

第九章　うつ病（その二）

ここで、うつ病の分類について述べておきます。

1　分類について

一般にうつ病は、**表1**のような二分法（dichotomy）で分類されています。これらは、次元の異なる分類なので（相互にオーバーラップすることはあっても）、混同しないようにします。また実際には、それぞれに二分しにくい症例も少なくありません。表1の①と⑤は病因論による分類、②は症候論に基づく分類、③は病型論、④は重症度による分類です。

内因性うつ病と反応性うつ病

原因不明であることを内因性、心理的原因が明らかなものを反応性（あるいは心因性）といいます。しかし、実際の臨床では内因性と反応性の両方が関与している（内因反応性）と思われるうつ病例も少なくありません。換言すれば、内因性うつ病か反応性うつ病かの鑑別困難なケースです。そこで、これら内因性と反応性とを止揚

表1　うつ病の分類

① 内因性うつ病と反応性うつ病
② 神経症性うつ病と精神病性うつ病
③ 単極型うつ病と双極型うつ病
④ 軽症うつ病と重症うつ病
⑤ 一次性うつ病と二次性うつ病

するために、また心理的原因といっても、昇進とか新築など「好ましく思える心因」によってもうつ病が起こりうることから、近年では「状況因性（状況因性うつ病）」という名称も使われています。

神経症性うつ病と精神病性うつ病

うつ病が神経症レベルにとどまっているのか、精神病レベルにあるのか、による分類です。精神病性とは、具体的にいいますと、現実の検討力が障害され、病識がなく、妄想などを呈している状態を指します。神経症性とは、それよりも病態レベルが良好なものです。しかし、神経症性うつ病という名称そのものは曖昧で、抑うつ神経症という神経症の一型と同義に用いられたり、神経症性葛藤の認められるうつ病、あるいは未熟・依存的で性格上の問題のあるうつ病、などの意味で使われたりします。

単極型うつ病と双極型うつ病

うつ病だけなのか（単極型）、躁病もあるのか（双極型）、による分類です。双極型うつ病とは、すなわち、躁うつ病におけるうつ病のことです。

軽症うつ病と重症うつ病

うつ病症状の重症度による分類です。外来治療の枠内で治療可能であって、入院させずにすむうつ病を軽症うつ病と呼ぶ考え方もあります。最近は、重症うつ病は減って、軽症うつ病が増加しています。

一次性うつ病と二次性うつ病

医学上一般的に、一次性とは原因不明であることを意味し（したがって、うつ病では内因性と同じことになります）、二次性とは何か原因があって、それから二次的に起こる場合を意味します。二次性うつ病には、身体疾患や薬剤などによるうつ病が含まれています。

2　仮面うつ病

前章で、うつ病の症状には、精神症状と身体症状とがあると述べました。これらのうち、身体症状が前景に目立つうつ病のことを仮面うつ病といいます。一見、身体疾患のような仮面をつけたうつ病ということで、「素顔」はうつ病なわけです。

身体症状が目立つため、患者は最初、内科や産婦人科など精神科以外の臨床各科を受診します。しかし、それらの科では身体的検査を受けても所見が認められず、「異常なし」といわれてしまいます。

これまで臨床各科で、神経症、心気症、ヒステリー、更年期障害、不定愁訴症候群、自律神経失調症などと診断されていた患者の中には、この仮面うつ病によるものもまじっていたものと思われます。

仮面うつ病という診断名は、内科や心療内科でよく用いられていますが、精神科では身体症状ばかりでなく精神症状にも正しく注目するためあまり使われず、単にうつ病ということが多いのです。

3　うつ病に関する動向

うつ病に関する最近の動向をまとめておきましょう。

(1)　増加傾向にあること

精神病院では今でも精神分裂病患者が多いものの、大学病院や総合病院の精神科外来、精神科の診療所やクリニックでは、うつ病患者が増えてきています。とくに都市部で増加傾向にあります。

近年、このように増えてきた理由としては、前述のように現代は価値観が多様化して伝統志向的な真面目人間には生きにくい時代になってきたこと、核家族化や団地化による家庭内や地域内のサポート・システムの低下、一般の人たちにおけるうつ病知識の普及、などが考えられます。最近は、「私はうつ病ではないでしょうか」と自分から訴えて来院するうつ病患者が増えてきました。

(2) 軽症化していること

最近のうつ病は軽くなってきました。早期受診、早期発見、抗うつ薬の投与、などによって初期のうちに治療されるようになったことにもよるのでしょう。

(3) 遷延化してきていること

うつ病は軽症化してきたものの、他方で経過がダラダラと遷延化してきています。その理由としては、抗うつ薬の使用、患者の治療への依存性、うつ病の神経症化が考えられます。

(4) 身体化してきていること

いわゆる仮面うつ病が増えてきています。

(5) 新薬の登場

これまでの三環系抗うつ薬のほかに、四環系抗うつ薬、スルピリド、炭酸リチウムなど、治療薬のメニューが広がってきました。治療薬のレパートリーが広がってきたことは、われわれにとってありがたいことです。

(6) 発病状況の検討

なぜ、どのようにして、うつ病が発症したかの状況分析が、精緻に行われるようになってきました。このような検討は、予防や再発予防にも貢献しうるものです。

4　薬物療法

精神疾患の治療は一般的に、精神療法と身体療法とに大別されます。うつ病の精神療法的アプローチについては、前章で、うつ病者への精神療法、およびうつ病者への家族の接し方として、述べました。身体療法の中心である薬物療法については、抗うつ薬が使用されます。抗うつ薬の詳しい内容は第二十九章を参照して下さい。

これまでの抗うつ薬には、①副作用があること、②効果発現が遅いこと、③しかも副作用の方が効果発現よりも早く現れること、という問題点がありました。

①の副作用には、抗コリン系副作用と中枢神経系副作用とが有名です。前者の抗コリン系副作用には、口渇、便秘、視力調節障害、眼圧亢進（したがって、緑内障には使用禁）、排尿困難、心悸亢進などがあります。中枢神経系副作用としては、めまい、眠気、時にけいれん発作が認められます。とくに、前者の口渇と便秘は抗うつ薬の服用患者にほぼ必発しました。

②の効果発現については、じつは一～二週間くらいかかるといわれていたのです。

したがって、最近の抗うつ薬は①の副作用を少なくし②の効果発現を早めることを目指して、開発されてきています。

抗うつ薬の種類と量については、①前景症状が憂うつ感か抑制症状か不安症状か身体症状か？　②患者の年齢は？　③外来か入院か？　などによって決めます。たとえば、仮面うつ病、高齢者、あるいは外来のケースでは、副作用の軽い薬を少量からスタートします。逆に入院患者には、抗うつ薬の点滴療法なども行われます。

錠剤としては一〇ミリグラム錠、二五ミリグラム錠のある抗うつ薬が多いのですが、それらの薬では投与量は一般的にはまず一〇ミリグラム錠を一日三錠（食後、三回に分けて）から始め、効果がなければ、一〇ミリグラム錠を一日六錠（食後、分三）、二五ミリグラム錠を一日三錠（食後、分三）へと増量していきます。

抗うつ薬について、患者にとって大切なことは、副作用が出て困ったら必ず医師に相談すること、勝手に中断したりはしないこと、決してまとめて飲まないこと、そして改善してもすぐに減らしたり中止したりしないことです。早く減らしすぎたために、再燃・再発する例がとても多いのです。再燃・再発を防ぐためには、改善しても少し長めに（三カ月間くらい）服用することが大切です。

◆人須く航跡ある可し。
（福沢諭吉）

◆「福沢諭吉と北里柴三郎の建学の精神に則って、独立自尊の気風を養い、豊かな人間性と深い知性を有し、確固たる倫理観に基づく総合的判断力をもち、医学・医療をとおして人類の福祉に貢献し、生涯にわたって医学の研鑽を続ける人材を育成する」
（慶應義塾大学医学部の教育目標）

第十章　躁うつ病（とくに躁病）

これまでうつ病のことを述べてきました。うつ病の中には、経過をみていくうちに、やがて躁病相が出現して、じつは躁うつ病であることが明らかになるケースがあります（双極型うつ病）。本章では、うつ病相と躁病相との両方がみられる躁うつ病について、述べてみたいと思います。

なお、ここでは躁うつ病という慣用語を使いますが、国際的には気分障害（mood disorder）と呼ばれることが最近は多くなってきました。気分とは、憂うつな気分、楽しい気分などのように特別な対象や内容をもたない漠然とした感情であり、しかも比較的長く持続する状態を指します。

1　躁うつ病とは

躁うつ病とは、回復可能な「感情の病」であり、うつ病相と躁病相とをくり返すために循環病、あるいは感情病（情動病）ともいわれています。

うつ病も、躁うつ病の中に含められていますが、うつ病だけの単極型うつ病と、躁病もある躁うつ病とは一応区別しておいた方がよいのです。といいますのも、単極型うつ病にくらべて躁うつ病は、発生頻度も低く、病相も短期間で治りやすく、しかし反復する傾向は高く、またなりやすい病前性格も異なり、遺伝負担も高い、という特徴があるからです。

なお、躁病だけの単極型躁病はきわめて稀で、それはじつは躁うつ病の躁病相であることが多いといわれています。

躁うつ病の中には、躁病相とうつ病相とが頻発し、なかなか安定しない重症なタイプの人（ラピッド・サイクラー）もいます。

普通の人にも躁とうつとの多少の感情の波はありますが、躁うつ病では、その波が深く、長く、いわば感情の波をフィード・バックする機構に障害があるといえるのかもしれません。躁うつ病の原因は、いまだ不明ですが、アミン仮説が有名です。これは、うつ病では脳内のインドールアミンやカテコールアミンが減少し、躁病では逆に増加している、とする仮説です。

躁うつ病の発生頻度は、〇・四％、すなわち一〇〇〇人に四人といわれ、精神分裂病のおよそ半数です。性差は、男性よりも女性に多い、といわれています。

躁うつ病のうつ病相の症状は、前述したうつ病の症状と基本的には同じです。そこで、ここでは躁病、躁状態の症状について説明しておきます。

2　躁状態

躁状態とは、調子の高い状態であり、軽い場合を軽躁状態と呼びます。

そう快感　患者はそう快気分にあふれ、楽天的で、快活となります。希望に満ち、自信過剰となって時には他人を無視して、無遠慮、尊大、傲慢になることもあります。また、ささいなことで、怒りっぽくもなります（刺激性躁病 gereizte Manie）。表情は生き生きとして、疲れを知らず、注意は散漫となりがちです。

観念奔逸　観念はよどみなくあふれますが、その内容は飛躍して、まとまらなくなります。観念奔逸は、思考の形式面の障害です。

誇大念慮、誇大妄想　思考の内容面の障害では、自分の能力を過大に評価して誇大的となり、さらに誇大妄想を発展させることもあります。大言壮語が認められます。

多弁、多動　落ち着きがなくなり、絶え間なくしゃべり、あちこちと歩きまわり、手当たり次第に何かしようとする場合（行為心迫）も、みられます。脱線行為が出てきます。

健康感　身体の不調を訴えることはなく、健康感にあふれ、睡眠欲求は減少し（三時間前後で平気です）、性欲も亢進して性的逸脱行為がでてくることもあります。

このような躁状態では、うつ病のような自殺の心配はありませんが、「問題行動」や「事故」に注意しなければなりません。男性では、事業の拡大、飲酒、乱費、性的脱線行為が、女性では、頻回の外出や手紙、頻回の知人への訪問や電話、乱買、性的脱線行為などがみられます。こうなると、入院治療が必要となります。

ことに、若い（しかも、きれいな？）女性患者で性的脱線行為が認められるようなケースでは、改善してから本人自身が後悔することになりますので、入院をすすめておいた方がよいのです。

患者に入院をすすめることは、家族の負担を軽くするためばかりでなく、患者の名誉や利益を守る意味もあるわけです。

軽躁状態の場合は、病的とは気づかれずに経過することもあります。

また、もともと調子の高い人もいますので、その人の平素の状態と比較して、どのくらい調子が高いのかを考えなければなりません。患者の「普段の状態」について、第三者や家族から聞いておかなければならないわけです。

3　循環性格

うつ病の章で、うつ病になりやすい性格傾向について述べました。躁うつ病の患者には、循環性格（クレッチマー Kretschmer, E.）の人が多いといわれています。循環性格とは、次の三つの側面からなる性格です。

① 社交的で気立てがよく、親切で親しみやすい性格
② 明朗でユーモアに富み、活動的で熱しやすい性格
③ 静かで落ち着いているが、物事を苦にしやすく穏やかな性格

これらのうち、①は循環性格の基調をなすものであり、②と③はその上部構造であるといえます。すなわち、躁とうつのうち、とくに躁に傾きがちな人は②の特徴を、うつに傾きがちな人は③の特徴をもちます。しかし、②の人も③の人も、それぞれ反対の極の気分を内に含んでいて、その気分の比率が異なるだけであるとされてい

ます。

いいかえますと、躁うつ病になりやすい人は、周囲に同調的で、一体感や連帯感を求めるタイプであり、そして快活で明朗な反面、淋しがり屋でセンチメンタルな面があるといえましょう。

体型も、肥満型の人に躁うつ病が多いといわれています。

なお、躁病になりやすい状況については、必ずしも喜ばしいことがあったから躁病になる、というわけではありません。むしろ、負荷やストレスが持続した後や、緊迫状況、悲しみの状態でも、躁病になることがあります。

また、うつ病が治ったあとに引き続いて軽躁状態、あるいは見事に躁病になる（躁転する）ケースも、少なくありません。

4　躁病の治療

躁病で、周囲に迷惑を及ぼすような場合や脱線行為が認められるような場合には、鎮静させる必要があります。

薬物療法では、抗精神病薬を少し多目に投与します。抗精神病薬としては、クロルプロマジン、レボメプロマジン、ハロペリドールのほかに、ゾテピン、スルトプリドなどが使われます。普通は経口で投与しますが、入院する必要があるような重症例では筋注が行われます。

躁状態は、患者自身にとっては、「良好な状態」ですので、本人には病識がなく、来院を拒否し、拒薬をすることも少なくありません。このような時に外来では、家族の協力があれば、液剤の抗精神病薬を患者の飲み物に入れるなどして「秘密投与」をすることもあります。

抗精神病薬のほかには、炭酸リチウム（リーマス）やカルバマゼピン（テグレトール）が躁病や躁うつ病の患者に投与されます。

炭酸リチウムの錠剤には、一〇〇ミリグラム錠と二〇〇ミリグラム錠があり、初回は一日量、四〇〇ミリグラムないし六〇〇ミリグラムから開始し、一二〇〇ミリグラムへと増やしていきます。効果が発現するのに、開始後四～十日間くらいかかりますが、抗精神病薬が躁状態を無理矢理押さえつけている薬であるのに対し、炭酸リチウムは自然な形で鎮静させるといわれています。

しかし、炭酸リチウムは有効量と中毒量とが比較的近いために、副作用防止のため血中濃度の測定が必要となります。血中濃度は、〇・六～〇・八 mEq／l を目安に、一・五 mEq／l を越えないようにします。

さて、平素の状態にすっかり回復すれば、再発予防に努めることになります。そのためにも、炭酸リチウムやカルバマゼピンなどの気分安定薬が投与されます。

躁うつ病は反復性の高い疾患であることを考えますと、改善しても油断をせずに、投薬はしばらく長く続けていた方が安全であるといえます。

◆大胆に、かつ細心に。

◆人生は自己表現である。

第十一章　心因反応

1　心因反応とは

心因反応とは、名前のとおり、心因（心理的原因）に対する人格の反応のことであり、簡単にいえば心因による精神障害のことです。したがって、ドイツの精神病理学者で哲学者であったヤスパース（Jaspers, S.）が指摘したように、心因反応には、

① 心理的原因があり、なければ起きなかったであろうこと
② 心因と精神症状との間には了解可能な関連性があること
③ 心因がなくなれば精神症状も消失すること

という特徴が認められ、原則として完全に回復します。

心因反応を広く解釈すると、神経症や心身症も含まれることになりますが、ここでは狭く解釈しておきます。心因反応は、原始反応と心因性精神病とに大別されます（**表1**）。後者の心因性精神病はさらに、妄想反応、

表1　心因反応の分類

1．原始反応

2．心因性精神病
- (1) 妄想反応
  - 特殊型
    - ① 敏感関係妄想
    - ② 好訴妄想
    - ③ 難聴者の迫害妄想
- (2) 祈禱性精神病
- (3) 感応精神病
- (4) 拘禁反応
- (5) 抑うつ反応

祈禱性精神病、感応精神病、拘禁反応、抑うつ反応などに分けられます。これらについて、順次説明します。

2 原始反応

原始反応とは、急激かつ強烈な情動体験によって生じる反応のことであり、腰が抜けた状態（脱力・四肢麻痺）、失禁、情動麻痺、昏迷、運動暴発などの原始的な症状を呈するものです。驚愕反応、恐慌反応、危急反応などとも呼ばれています。たとえば、戦場での爆撃によるショック（shell-shock）、大地震、火災、水害、落雷などのような非常事態の際にみられ、症状にその人らしい人格的加工が行われる余裕がなく、単純直截的に発現する、動物的な反応であるといえます。しかも、必ずしも、このような極端な非常事態でなくても、小児、精神遅滞者、未熟な性格者、未開人などでは、同様な症状を呈することがあります。

ドイツの精神病理学者クレッチマーは、原始反応を爆発反応と短絡反応とに分けています。爆発反応とは、衝動的に興奮や運動暴発などの単純な、しかも激しい運動症状を起こすものです。一方、短絡反応とは、近道反応とも呼ばれ、短絡的に、衝動的に反応してしまうものです。クレッチマーがあげた短絡反応の有名な例は、農村出身の若い子守娘の郷愁反応（ホームシックに基づく反応）です。田舎から奉公に出てきて間もない娘が、強い郷愁の念にかられ、故郷に帰るためには奉公している家や子どもがいなくなればいいと短絡的に思い込み、前後の見境もなく衝動的に放火する例などです。私生児を生んだ若い女性が、その私生児を殺してしまうというのも短絡反応の例といえます。

文化結合症候群という病態があります（第二十七章）。文化に関連して特異な精神症状を呈するものですが、その症状には原始反応に当たるものが多いようです。たとえば、日本のアイヌ民族にみられたイムという現象は、ヘビをみせたり、ヘビを意味する「トッコニ」という言葉をきかせると、原始反応を起こすものです。

3　妄想反応

心因性に妄想状態を呈するものです。ある状況において反応性に妄想を発展させ、妄想を形成していくものです。

妄想反応の特殊型として、敏感関係妄想、好訴妄想、難聴者の迫害妄想などがあります。いずれも珍しいものですが、名称が有名なので、それぞれについても説明しておきます。

4　敏感関係妄想

クレッチマーが提唱した妄想反応の一型であり、「敏感性格」と「環境」と「体験」とが関連し合って生じる病態です。敏感性格とは、弱力性と強力性の性格から成立しています。弱力性の性格とは小心、内気、控え目、繊細、臆病、傷つきやすさなど、強力性の性格とは自意識や道徳観や名誉心が強いなどの性格傾向を指します。

このような気が小さくて傷つきやすい性格のもち主がわずかな失敗をしたり、知られたくないことを他人からいわれるなどして、些細な体験を敏感に感じます。しかも、プライドが高いことから、自分が笑いものにされているように邪推してしまい、関係妄想を発展させるものです。この妄想の出発点には、羞恥心と結びついた性的コンプレックスが認められることが多いのです。たとえば、オールド・ミスの女性が年下の青年に恋愛感情を抱き、それをいけないことだと気にしているうちに、そのことを噂されるという関係妄想（老嬢の色情関係妄想）、また、オナニーをする青年が、それに対する自責感をもち、やがてオナニーをしていることを噂されるという関係妄想（自瀆妄想）などのケースがよく知られています。

クレッチマーによる敏感関係妄想の提唱は、妄想性の精神病の中にも、患者の性格や状況から発生的に了解できるものがあることを指摘した点において、精神医学史上高い意義があります。

しかしながら、はじめは敏感関係妄想かと思われた例が経過をみると精神分裂病に移行していく場合もあるので、注意が必要です。

5　好訴妄想

権利意識の強い人が、自分の権利が侵害されたと信じ込み、その権利を回復するために警察、人権擁護委員会、裁判所などに訴えるものです。自分の個人的権利を一方的に主張し、どんなことをしてでも権利を回復しようと狂奔して、告訴や訴訟を起こします。権利が侵害されたという妄想は次第に発展し、やがて周囲からの忠告や反論にもまったく耳を貸さなくなります。患者は逆に名誉棄損などで相手から訴えられたりしますが、かえって激昂し、家財を投げうってでも裁判を続けようとします。

6　難聴者の迫害妄想

難聴者が、その聴力低下により周囲の状況把握が困難となり、迫害妄想を発展させるものです。これは、難聴によって、外界との音声による関係が遮断されているために錯覚を起こしたり邪推的になったりすることによるものです。難聴者に幻聴が生じる場合もあります。

一般に、中年の女性に多いといわれていますが、大作曲家のベートーベンも晩年にはこのような状態に陥ったと考えられています。

失明者でも同様に、幻視を伴った被害妄想を発展させることがあります。

7 祈禱性精神病

祈禱、加持などを直接の誘因として起こす急性の精神病であり、森田療法の創始者である森田正馬《まさたけ》（一八七四〜一九三八）によって命名されました。症状としては、狐、犬、霊、神などがのりうつる憑依妄想、実際に神や動物に変化したようにふるまう人格変換、そのほか幻視、幻聴、錯乱、作為体験、興奮、昏迷など、じつに多彩な症状を呈します。急性に起こり、多くは数日または数週間で完全に回復します。

被暗示性の高い人、信心深い人、教養の低い人、知能の低い人などに起きやすく、中年の女性に多くみられています。心痛、苦悩、家庭不和、過労などが準備状態となって、救済を求め、信仰に没頭し、起こすわけです。

8 感応精神病

精神障害は普通一人に起こるものですが、これは複数の人々が同時に同様な精神異常を呈するものです。すなわち、精神病者と同居している人が、その精神病者の影響を受けて感応され、類似の精神症状を呈するものです。別名「二人での精神病」とも呼ばれています。もとの精神病者を発端者、影響を受けた者を継発者と呼びます。両者の間には、性格面や経済力や健康度などの点において、優位―劣位の関係、あるいは相互依存の関係（柏瀬）が認められます。発端者は精神分裂病、継発者はその影響を受けた妄想反応であることが多いわけです。

実際の症例の組合せとしては、母子例や夫婦例が多く、また症状としては妄想を共有しやすく、とくに日本では被害関係妄想と憑依宗教妄想とが多くなっています。

感応精神病の治療の原則は、まず両者を分離することにあり、影響を受けた継発者は、発端者から離れるだけで比較的容易に回復します。他方、発端者はその原病の経過をたどることになります。

9 拘禁反応

刑務所や拘置所などの拘禁状況によって、幻覚（幻聴、幻視）、妄想（赦免妄想など）、もうろう状態（ガンゼルの偽痴呆）などの症状を呈するものです。赦免妄想とは自分の刑が免じられ釈放されると信じ込む妄想であり、願望充足型の妄想の代表例といえます。

ガンゼルの偽痴呆とは、患者は退行して小児的になり、「一＋一《いちたすいち》は？」とたずねられても「三《さん》」と的はずれな応答をしたり、「知らない」と答えたりして、一見、高度な痴呆状態にあるかのような言動を示すものです。このような拘禁反応の状態は、詐病（仮病）との区別が困難になることがあります。

拘禁反応の症状は、拘禁されている環境の状態、拘禁の期間、刑の軽重、刑が未決か確定か、などによっても異なってきます。

10　抑うつ反応

心因性に元気のない状態を呈するものです。挫折の体験、喪失の体験などによって生じ、反応性うつ病とも呼ばれています。これは、正常人の反応と比較して、その程度が強く、持続も長いものです。

また、内因性うつ病とも異なり、抑うつ反応では一般的に、早朝覚醒や日内変動や精神運動抑制症状や自責感は認められず、愚痴っぽくなって他人に対して攻撃的で、他責的になりやすい傾向が認められます。

以上の各種の心因反応のうちで、臨床上われわれがもっともよく遭遇するケースは、妄想反応と抑うつ反応の二つです。とくに、抑うつ反応です。

さて、心因反応のいろいろなタイプについて述べましたが、心因が認められるからといって、すべてが心因反応というわけではありません。いわば「心因」が契機となって内因性の病態（精神分裂病、躁うつ病）が誘発される場合も、少なくないのです。その意味でも、まず内因性の病態を除外した上で、心因反応という診断名を下すことが大切なのです。

◆夢は無意識に至る王道である。
（フロイト）

第十二章　心　身　症

最近「心身症」という病名が一般に流布して安易に使われており、また専門家の中にも誤解があるように思われます。

1　心身症とは

心身症とは「病は気から」の代表的病態です。

日本心身医学会の新しい診療指針によると、「心身症とは身体疾患の中で、その発症や経過に心理社会的因子が密接に関与し、器質的ないし機能的障害が認められる病態をいう。ただし神経症やうつ病など、他の精神障害に伴う身体症状は除外する。」とあります。簡略にいいかえれば、身体疾患でありながら心理社会的ストレスの関与が大きい病態です。心理社会的ストレスが身体疾患を引き起こしたり、あるいは心理社会的ストレスによって罹患している身体疾患が治りにくくなっているようなケースを、心身症と呼ぶわけです。

したがって、心身の相関が明らかな病態を指していて（病態名）、独立した疾患名（病名）ではないのです。

心身症の代表である胃・十二指腸潰瘍は心理社会的ストレスの関与しているケースが多く、そして心理社会的ストレスの関与が大きい胃・十二指腸潰瘍を心身症と呼ぶのです。

したがって、胃・十二指腸潰瘍という病名はあっても心身症という病名はなく、心身症とのみ記す書き方は不十分であり、胃・十二指腸潰瘍（心身症）という表現が医学的には正しいことになります。

心身症という場合、どういう身体疾患を呈しており、それにどのくらい心理社会的因子が関与しているのかを、常に考えておかなければなりません。

以上のようなことが良く分かっていて、なおかつ「心身症」とのみ書く場合の一つに、患者を守るための、いわば「診断書用病名」の場合があります。「精神分裂病」などのように社会的偏見や差別を抱かれやすい病名には、患者の立場を考慮して「不眠症」とか「心身症」と診断書に書く場合があります。医者は患者サイドに立たなければならないからです。

定義にありましたように、心身症には、組織損傷の認められる器質的な障害と、組織損傷のない機能的な障害の場合があります。しかしながら、消化性潰瘍などのような器質障害を起こしている場合には心身症と呼んで問題はないのですが、機能障害の場合には神経症とかなりオーバーラップすることがあります。過敏腸症候群のような機能障害は心身症と呼ばれても、神経性頻尿や神経性嘔吐は精神科では神経症に入れられてしまうのです。

なお、神経症は心理社会的ストレスによって精神症状を呈するものですが、神経症の中でも心気症は身体症状を訴えます。心気症は機能障害さえもないのに身体疾患を心配している病態といえましょう。

2　各科にある心身症

心身症（正しくは心身症的病態）は、各科の疾患においてみられます。心身症の代表的疾患をあげてみましょう。

①循環器系：本態性高血圧、本態性低血圧、神経性循環無力症
②呼吸器系：気管支喘息、過換気症候群、神経性咳嗽
③消化器系：胃・十二指腸潰瘍、過食症、心因性多食症、神経性嘔吐、過敏腸症候群、潰瘍性大腸炎、胆道ジスキネジー、慢性膵炎、慢性胃炎
④内分泌・代謝系：神経性食思不振症、過食症、単純性肥満症、心因性多飲症、糖尿病、甲状腺機能亢進症
⑤神経・筋肉系：筋収縮性頭痛、片頭痛、痙性斜頸、書痙、チック、自律神経失調症、めまい、冷え症
⑥泌尿・生殖器系：神経性頻尿、夜尿症、心因性インポテンス、遊走腎
⑦皮膚系：アトピー性皮膚炎、皮膚瘙痒症、円形脱毛症、多汗症、慢性蕁麻疹
⑧耳鼻咽喉科系：メニエール病、アレルギー性鼻炎、咽喉頭異常感症、耳鳴、慢性副鼻腔炎
⑨眼科領域：眼精疲労、本態性眼瞼けいれん
⑩産婦人科領域：月経前症候群、月経痛、性交痛、性交不能、不感症、術後不定愁訴、更年期障害、婦人自律神経失調症、不妊症
⑪小児科領域：気管支喘息、起立性調節障害、夜驚症、吃音、神経性食思不振症、過食症、夜尿症、チック、抜毛

⑫ 外科領域：頻回手術症，腹部手術後愁訴，形成術後神経症
⑬ 整形外科領域：慢性関節リウマチ，腰痛症，肩こり，頸腕症候群
⑭ 歯科・口腔領域：顎関節症，口臭症，義歯不適応症

以上のような心身症患者において大切なことは，「人間は心身の psycho-somatic 存在である」あるいは「人間は身心の somato-psychic 存在である」点をよく理解し，さらにいえば，「人間とは生物・心理・社会的な bio-psycho-social 存在である」点をよく認識しておくことです。われわれは患者のこれら三側面（biological, psychological, social）を常に同時的にみていかなければならないわけです。

3　どこの科に行くか

心身症の病態は各科にみられるので，患者はまず呈した身体疾患の種類によって，それぞれの科に行くことになります。そして，病院によっては，その科において心身症に関心をもった医師がいる場合があります。さらに，心身症を専門に扱っている心療内科という内科もあります。また，精神科にも病院によっては心身症を専門とする医師がいます。

精神科を訪れる患者の中には，他科からの紹介患者，あるいは他科で治療を受けていてなかなか良くならないために精神科にまわされてきた患者がいます。したがって精神科を訪れる心身症患者には一般に，

① 比較的難治例が多い
② 性格に問題のあるケースが多い
③ それゆえ，一つの治療法ではなかなか改善せずに，いくつかの療法の併用を必要とすることが多い

などの特徴がみられます。

以上のように、心身症を疑う患者および患者の家族は、まず臨床各科でよく診察や検査を受け、それが心身症であると判明されれば、その各科の専門医や、あるいは心療内科医、あるいは精神科医にみてもらうことになります。

4　神経症との相違

心身症と神経症との相違は、心身症が心理社会的ストレスにより身体症状を起こしているのに対し、神経症は心理社会的ストレスによって精神症状を起こすものであるといえます。しかし、心身症は病態名であり、神経症は疾患名であって、心身症と神経症とはじつは次元の異なる名称なのです。

心身症のように身体症状を呈する方が、神経症のように精神症状を呈する場合よりも病態レベルが良好であるといわれています。

ここで、比較的新しい言葉である失感情言語化症（アレキシサイミア）について、説明しておきましょう。これは、簡単にいえば、自分の情動の認知あるいは自分の情動の言語化が失われた状態のことで、自分の情動を正しく認識したり表現したりすることができない状態を意味します。神経症と異なり、心身症ではこのような失感情言語化症の状態や性格特徴がみられることが多いといわれています。逆に、さまざまな感情や情動を正しく認識し言語化できないから、それらが身体化して心身症になっているともいえます。

心身症患者は、外見は正常で、ファンタジーや夢や、幼時体験の想起は乏しく、環境にも過剰適応しているといわれています。過剰適応とは、欲求不満があっても、それをおさえ無理して適応しているような状態をいいます。

ですから、心身症患者は一見問題がなく、欲求不満や情動をあまり表現せずにうまく環境に適応しているようにみえ、周囲からは身体疾患があるとは気づかれないことがあります。身体を犠牲にしながら適応し、適応しすぎているわけです。

他方、神経症患者は、外見上も不安、イライラ、抑うつが目立ち、失感情言語化症はみられず、環境にも不適応を起こしていることが多いわけです。

ところで、胃潰瘍が胃に起きた心身症であるのと同じように、うつ病や精神分裂病などの内因性精神病は脳に起きた心身症であるという仮説もあります。

さて、第十九章で述べてありますが、精神科では現在、心身医学からコンサルテーション・リエゾン精神医学へと進展してきています。

アメリカには日本の心療内科にあたる内科はないと聞きました。日本の心療内科にあたる内容は、アメリカでは精神科医がみているのです。国際心身医学会議に出席するアメリカ人医師をみていますと、多くの方が精神科医です。このように従来からアメリカでは心身症を精神科医がみてきたのであり、そのため心身医学から、さらに広い分野であるコンサルテーション・リエゾン精神医学へと、スムーズに発展してきました。

5　治　療

最後に、心身症に対し行われている治療法について、まとめて述べておきます。

① 身体的治療：臨床各科における身体的治療法です。たとえば、気管支喘息ならば気管支拡張薬、胃・十二

指腸潰瘍ならば粘膜保護薬、痙性斜頸ならば筋弛緩薬、などが投与されます。

②向精神薬：もし患者に精神症状が認められれば、それに合わせて抗不安薬、抗うつ薬、睡眠薬、などが使用されます。

③環境調整：家庭内や職場内に問題があれば、その環境調整を行います。

④行動療法：行動科学的アプローチとしては、不安の低いレベルから高いものへと次第に慣れさせていく「脱感作療法」、好ましい行動に報酬を、好ましくない行動には懲罰を与えて消去をはかる「オペラント学習法」、あるいはまた「催眠療法」、「自律訓練法」（第三十一章）、「交流分析」や、さらには、心身の状態を光や音の信号に変えフィードバックしてセルフ・コントロールをはからせていく「バイオ・フィードバック療法」、などがあります。

⑤精神療法：この要諦をあげてみますと、

- 身体的検査を施行し、身体所見を患者によく説明する
- さらに、心身相関のメカニズムについて患者に説明する
- 問題点を整理し明確化して、患者に気づかせていく
- 感情を発散し言語化させて、身体化させないように指導する
- 患者の自己洞察を深めさせていく

などがあります。

ある意味では、人間の病である以上、どんな病気についても心身医学的なアプローチが大切であるといえます。

さて、心身症は現代病であり、これからも増加していく傾向にあることはまちがいありません。心身症の正し

い理解が望まれるゆえんです。

◆「片思いでいいの。二人分愛するから」
（映画「荒野を歩け」）

◆「あなたは愛していると言ってくれたことがないのね」
「そんなこと知っていると思ってた」

「女はそれを聞きたいものなのよ」

（映画「グレン・ミラー物語」）

◆「ゆうべどこにいたの？」
「そんなに昔のことは憶えてないね」

「今夜会ってくれる？」

「そんなに先のことはわからない」

（映画「カサブランカ」）

第十三章　境　界　例

境界例（ボーダーライン）は、精神医学界でも近年話題となった領域です。しかし、この診断名をつける医師は診断能力のない人である、という厳しい批判もかつてはありました。たしかに、境界例には曖昧で分かりにくいところがあります。境界例を、現在のところ、

①　精神分裂病と神経症との境界の症例を意味する場合

②　パーソナリティ障害としての境界例を意味する場合

の二つの場合があると考えておくと、わかりやすいように思われます。

以前は①の考え方だけですんだのですが、最近は②の考え方を意味する場合の方が多くなってきました。

1　精神分裂病と神経症の境界例

この考え方は、いわゆる精神分裂病か神経症かの鑑別が困難な症例を意味します。幻覚や妄想などの精神病症状が一過性に認められたのに、人格の障害はなくて、疏通性も良い……など。

すなわち、軽い精神分裂病なのか、あるいは重い神経症なのか、よく分からないような症例を、とりあえず境界例と呼んできたのです。日本では、たとえば対人恐怖の重症例（自己臭恐怖、自己視線恐怖、醜貌恐怖）などが、その典型例にあたります。これらは、対人恐怖の症状以外に、関係妄想を伴っている場合が多いためです。

そして、この境界例の考え方にもじつは二つの見方があります。すなわち、現在は分裂病か神経症か判然としないが、将来は分裂病か神経症のいずれかになる状態（ボーダーライン・ステート）と、いずれの状態にも移行せずに同じ状態がそのまま長期間持続する場合（ボーダーライン・ケース）です。

前者はナイト（Knight, R.）による考え方です。問題となるのは状態が不変のまま持続する後者の場合です。これを、分裂病でも神経症でもない独自の一臨床単位と考えるのです（シュマイドバーグ Schmideberg, M.）。「不安定性の中の安定性（stability in instability）」が、その特徴として認められます。

さて、この「精神分裂病と神経症の境界例」は従来の「分裂病の中で神経症寄りの状態」、すなわち、境界分裂病（フェダーン Federn, P.）、偽神経症性分裂病（ホックとポラティン Hoch, P. H. and Polatin, P.）、アンビュラトリィ・スキゾフレニア（ジルボーグ Zilboorg, G.）、潜伏分裂病（ブロイラー Bleuler, E.）などと呼ばれてきた病態と、かなりオーバー・ラップすることになります。

表1　境界例の精神分裂病的側面と神経症的側面

精神分裂病的側面
①現実からの退逃（自閉的傾向）
②思考障害（独断的，……）
③小精神病（micro-psychosis）
④両価性（ambivalence）
神経症的側面
①汎不安（pan-anxiety）
②汎神経症（pan-neurosis）
③多形性倒錯（pan-sexuality）
④攻撃性
⑤人格の荒廃（－）

表1に境界例の精神分裂病らしい側面と、神経症に類似した側面とをあげてあります。表が示すように、境界例では多彩な症状を呈することが多いのです。

このような境界例の治療は、一般的に大変困難です。無理な治療をすると激しい行動化（治療上の不満を言葉で表現せずに行動で示すこと）を起こしたり、精神分裂病症状を顕在化してしまうこともあるからです。

2　パーソナリティ障害としての境界例

前項の内容が精神分裂病と神経症との境界の症例を指していたのに対比すると、この考え方は、強いていえば、精神分裂病と正常との境界の症例を意味しているといえます。境界パーソナリティ構造とか境界パーソナリティ障害というい方もありますが、パーソナリティ障害の一型と考えるものです。

カーンバーグ（Kernberg, O.）は、パーソナリティ構造を、自我同一性の統合、防衛機制、現実検討力などの観点から、神経症性と境界例性と精神病性とのパーソナリティ構造に分けています。境界パーソナリティ構造を、これらの観点において、神経症性と精神病性との境界にあるパーソナリティ構造であるとしているわけです。たとえば、自我同一性の統合や防衛機制のいくつかの点では精神病性に類似しているのですが、現実検討力が保たれている点では神経症性に近い、といえます。

このようなパーソナリティ障害としての境界例が、一般精神医学において市民権を獲得したのは、アメリカの診断基準であるDSM-IIIにおいて境界パーソナリティ障害として採用されてからでした。その後のDSM-III-Rの診断基準でも本質的には変わっていませんので、ここではDSM-IIIの境界パーソナリティ障害の診断基準のエッセンスをあげてみます。

以下のように八項目あり、そのうち五項目を満たせば、境界パーソナリティ障害と呼んでよいことになっています。

①衝動性あるいは予測不能性（impulsivity or unpredictability）：浪費，セックスの乱れ，ギャンブル，薬物，盗み，過食などの状態で代表されるようなものです。
②不安定で，強い対人関係（unstable and intense interpersonal relationships）：相手を理想化したり，逆に軽蔑したり，と極端な対人関係の特徴を示します。
③怒りのコントロール欠如（lack of control of anger）：怒りっぽくなります。
④同一性障害（identity disturbance）：自己イメージ，性別，職業，価値感，生きがいなどの同一性に，障害がみられるものです。
⑤感情不安定性（affective instability）
⑥一人でいることに耐えられないこと（intolerance of being alone）
⑦自傷行為（self-damaging acts）：自傷，事故傾性，ポリサージェリィなどがみられます。
⑧空虚感あるいは退屈感（emptiness or boredom）：患者は，この空虚感あるいは退屈感を満たそうとして，前述のようなさまざまなことを試みているともいえます。

さて，このようなパーソナリティ障害がなぜ生じるかの成因については，発達障害によるとの考え方があります。すなわち，マーラー（Mahler, M. S.）の発達段階のうち，分離—個体化の時期から自立の時期へと発達するのに失敗した結果による，との仮説です。仮説なので，今後も臨床場面で検証していかなければなりません。

この境界パーソナリティ障害はじつは，近年ジャーナリズムをにぎわせた現代青年の精神病理と関係が深いことから，注目されたのでした。すなわち，家庭内暴力，校内暴力，登校拒否，非行，薬物乱用，摂食障害などの症例の中に，このような境界パーソナリティ障害の患者がかなり含まれていると考えられたのです。

3 治療

境界例の治療は、筆者の場合、患者の要求をある程度受け入れながら、まず患者と良好な関係をつくることに心がけます。そして、生活史上の問題点があれば、それを明らかにしていきます。さらに、患者が自己洞察を深めていくように解釈を加えつつ、成長を促していきます。いずれにしても、境界例の治療には、治療者側に忍耐とがまん強さと安定性とが必要とされます。治療上の要諦を経験的にまとめてみます。

①治療構造をルーズにしないこと：面接場所、面接時間、面接回数をきちんと決めておくことです。ただし治療初期は、やや柔軟にして、患者とラポールをつけるようにします。

②治療の関係であることを明確にしておくこと：職業的な関係であるので、患者と職業的な役割を越えないことです。

③治療目標を明確にしておくこと：問題が広がりそうであれば、つねに主訴や治療目標に立ちかえります。

④できることと、できないことを区別しておくこと：自分の役割を明確にして、どこまで引き受けうるか、引き受けられるのかを考え、患者に対し、できないことは「ノー」ということです。

⑤治療的な距離に注意すること：親身になりすぎない、巻き込まれないことです。

⑥治療上のネット・ワークを活用すること：ケースワーカー、臨床心理士、カウンセラー、保健婦などと協力し、デイケアなど各種の社会資源を活用することです。治療者が一人でしょい込まないで、社会のサポートシステムを活用するようにします。

⑦家族との連絡：患者にとって家族内のキーパーソンは誰かを考え、家族とはつねに連絡をとっておくよう

にします。

⑧症例検討会を開く、あるいはスーパービジョンを受けること：個人あるいは集団（同僚）の相談相手をもち、症例についてつねにミーティングを開いて他人の意見を聞いておくことです。

⑨外来治療が基本であるが、困れば入院治療も考えること：ただし短期間と考え、一時的には閉鎖病棟が必要になることも考えておきます。

⑩患者治療が負担となれば、治療者の変更も考えること：治療上どうしても困り、患者と相性が合わなければ、治療者を変更することもやむをえないかもしれません。

薬物療法としては筆者は、抑うつ状態にはクロミプラミン（アナフラニール）やマプロチリン（ルジオミール）などの抗うつ薬を、衝動性に対してはカルバマゼピン（テグレトール）やクロナゼパム（リボトリール）をよく使用しています。ただし、まとめて服用される恐れに注意し、一度に多量・長期間の投与はしないようにします。

◆急がずに、しかし休まずに(ohne Hast, aber ohne Rast)

（ゲーテ）

◆運ぶと書いて運と呼ぶ。

第十四章　パーソナリティ障害（その一）

あまり好ましい表現ではありませんが、世間一般で俗に「変わり者」（あるいは「変人」、「奇人」）と呼ばれる人がいます。また文学作品では「偏屈もの」、映画などでは「変質者」として登場する人物がいます。その実体の多くは、精神医学的には、（精神病によるものでなければ）「性格の偏った人」なのでしょう。性格あるいはパーソナリティの偏りのために柔軟性がなくなり、不適応をきたして、社会・職業上の障害をもたらしたり、あるいは自ら悩む人々。本章では、そのようなパーソナリティ障害者について、まとめてみます。

1　用語について

人格と性格

まず、基本的用語を説明します。

人格と性格とは同義に用いられる場合と、区別される場合とがあります。区別される場合、人格は一般に知・情・意の精神機能の総合体と考えられ、性格は知的側面を除き感情面と意志面を強調します。また、人格の意志的部分のみを性格とする場合もあります。（一方、気質という言葉もあります。性格が、外部に現れる行動や特徴に重きをおいて人格の意志的側面を表し、後天的に形成されるのに対し、気質はより内部的なもので、感情的特徴を表し、先天的な遺伝によって決定されるものとして、区別されています。）いずれにしても、人格と性格とを区別する場合には、人格が上位概念、性格は下位概念とされることが多いのです。しかし、ここでは人格と性格とを同義に用いておきます。

英語については、character が性格、personality は人格と訳されていますが、後者は最近ではパーソナリティと片仮名で表現されるようになってきました。人格では、「人格者」という言葉などが示すように、価値観が入りやすいからです。筆者も、ニュートラルな響きのあるパーソナリティを使用しておきます。

障　害

次に、このような性格やパーソナリティの偏り、あるいは障害に関する用語をみてみます。これまで、さまざまな言い方が日本ではなされてきました。性格障害、性格異常、異常性格、あるいは人格障害、人格異常、異常人格、精神病質……。これらは、ほぼ同義と考えられます。

しかし、シュナイダーによると、異常人格と精神病質とを次のように区別しています。まず規範には、平均規範と価値規範との二種があります。そして、異常人格とは、平均規範からのパーソナリティの逸脱を意味し、価値規範とは無関係で、ここには聖者や大詩人などの天才も含まれます。他方、精神病質とは、このような異常人格のうちで、自ら悩むか、または社会を悩ませる異常人格を意味し、価値規範が加えられます。

しかしながら、それだけに、精神病質という診断名は医学概念から離れて政治的に利用されたり、あるいは治療がむずかしいので診断上の単なるレッテル貼りとして乱用される危険性が出てきます。精神病質という用語は、現在でも精神鑑定など犯罪精神医学の分野ではよく使われていますが、近年、精神病質概念に対する批判が強いのです。

英語圏では最近、personality disorderという呼称が一般的になってきました。これを日本では人格障害と訳すことが多いのですが、人格障害では、人格の障害すなわち精神分裂病とまぎらわしくなるので、不適切な訳語ではないかと思います。ここでは、パーソナリティ障害としておきます。

2　類型分類

さて、パーソナリティ障害と一口にいっても、その示す特徴から、さらにいくつかのタイプに分類されます。パーソナリティ障害の分類としては、従来から、クレッチマーの分類（分裂病質、循環病質、てんかん病質）や、シュナイダーの精神病質の分類（十類型）が有名です。最近では、ICD-9（八類型）、DSM-III（十一類型）による分類も知られてきました。クレッチマーの分類は病前性格の第十六章で説明しますので、ここではシュナイダーの分類、DSM-IIIの分類、ICD-9の分類について説明します。

精神病質（シュナイダー）の分類

① 意志欠如者（Willenlose）：意志薄弱で、他人のいうがままになりやすい人。根気がなく、仕事も長続きしない人です。

② 発揚者（Hyperthymische）：気分がいつも陽気で、活動的で活発ですが、すぐに激しやすい人です。政治家の中に、みられそうです。

③ 爆発者（Explosible）：些事に怒りやすく、興奮すると傷害、器物破損、暴力行為を起こしやすい人です。

④ 顕示者（Geltungsbedürftige）：自分を実際よりよく見せようとし、虚栄心が強く嘘言をつきやすい人で

す。空想嘘言症（Pseudologia phantastica）もみられることがあります。ヒステリー性格に近いわけです。

⑤情性欠如者（Gemütlose）：同情、あわれみ、羞恥心、良心といった人間らしい感情的機能が稀薄で、冷淡、冷酷な人です。

⑥熱狂者（Fanatische）：支配観念にもとづいて行動する活動的な熱狂者と、非活動的な熱狂者があります。宗教の創始者、イデオロギーの信奉者にみられます。

⑦気分変動者（Stimmungslabile）：ちょっとしたことで不機嫌、抑うつ気分に陥りやすい人です。飲酒、家出、放火、窃盗などを起こします。

⑧自己不確実者（Selbstunsichere）：小心、内気、敏感で、他人の評価を気にしやすい人です。強迫的と敏感的なタイプがあります。強迫性格に近いわけです。

⑨抑うつ者（Depressive）：生まれながら抑うつ感が持続し、厭世的で、懐疑的な人です。哲学者や作家の中に、みられます。

⑩無力者（Asthenische）：心気的で、心身の不全感に悩む人です。いわゆる「神経質症」の人に近いわけです。

これらのうち③～⑦は、おもに社会を悩ます社会病質傾向の人であり、⑧～⑩は自ら悩み、神経症と関連のある類型の人です。ただし、いくつかの類型を合わせもつ人もいます。

精神鑑定では、精神病か精神病質かの鑑別が責任能力とも関係して重要となりますが（原則として精神病質では責任能力があります）、前述のように精神病質概念には批判があります。シュナイダーは、そのような批判に対して「精神病質という言葉は死んだ。しかし精神病質者なる人間は生きている（“Der Psychopath” ist tot, aber —— es lebt der Psychopath.)」と応じています。すなわち、言葉や概念には批判があっても、そのような人間はまちがいなく存在しているのだと反論しているのです。

DSM-Ⅲの分類の診断基準

DSM-Ⅲのパーソナリティ障害は十一類型があげられており、全体が三群に整理されています。つまり、

A．奇妙、奇矯な群
B．演劇的、感情的、移り気な群
C．不安、恐怖な群

です。そして、次のただし書きが、反社会性パーソナリティ障害を除いた、すべてのパーソナリティ障害の冒頭に掲げられています。すなわち、診断基準の内容が「患者の現在および長期にわたる活動の特徴であって、疾患のエピソードに限ってみられるものでなく」、および、それが「社会的、職業的機能の著しい障害、あるいは主観的苦痛の原因になっている」。

以下に、まず各パーソナリティ障害の診断基準のエッセンスを記し、次章でその解説をすることにします。

奇妙、奇矯な群

(1)　妄想性パーソナリティ障害（paranoid personality disorder）

a．他人に対する邪推と不信。以下の八項目のうち、三項目以上によって示される。
策略や危害の予想、過度の警戒、用心深さ、正当な非難を受け入れない、他人の誠意を疑う、熱心な探索、かんぐり、嫉妬

b．過敏さ。以下の四項目のうち二項目以上によって示される。
怒る傾向、困難の誇張、反撃する姿勢、リラックスできない

c．感情の狭さ。以下の四項目のうち二項目以上。

冷たさ、自負心、ユーモア感覚の欠如、優しさの欠如

(2) 分裂病質性パーソナリティ障害（schizoid personality disorder）

a．冷淡でよそよそしく、他人に対する暖かく優しい感情を欠く。

b．賞讃や批判、あるいは他人の感情に対する無関心さ。

c．家族のものを含め、せいぜい一人か二人としか親密な関係をもたない。

(3) 分裂病型パーソナリティ障害（schizotypal personality disorder）

a．以下の八項目のうち、四項目以上。

魔術的思考、関係念慮、社会的孤立、反復する錯覚・実際には存在しないはずの力や人物の存在を感じる・離人症・現実感喪失、奇妙な会話（しかし、連合弛緩や滅裂はない）、不適切なラポール、疑い深さ・あるいは妄想様観念、対人不安・または批判に対する過敏さ

b．精神分裂病の診断基準には、あてはまらないこと

演劇的、感情的、移り気な群

(4) 演技性パーソナリティ障害（histrionic personality disorder）

a．過度に演劇的、反応的かつ強烈に表現される行動。以下の五項目のうち三項目以上。

自己の演劇化、絶えず自己に注意を惹きつけようとする、活動と興奮への渇望、ささいなことにオーバーに反応する、怒りの爆発

b．特徴的な対人関係の障害。以下の五項目のうち二項目以上。

浅薄で真実味に欠ける、自己中心的、虚栄的・要求的、依存的・絶えず保証を求める、周囲を操作するよ

うな自殺のジェスチアや自殺企図

(5) 自己愛性パーソナリティ障害（narcissistic personality disorder）

a. 自己の重要性、またはユニークさについての誇大感。

b. 限りない成功、権力、才気、美貌、理想的な愛などの夢想へのとらわれ。

c. 自己顕示性。

d. 他人の批判、他人の無関心、あるいは挫折に対して、冷たい無関心あるいは目立った感情で反応する。

e. 対人関係上の特徴。以下の四項目のうち二項目以上。

権利の主張、対人関係上の利己性、過剰な理想化と脱価値化、共感性の欠如

(6) 反社会性パーソナリティ障害（antisocial personality disorder）

a. 現在、十八歳以上（十八歳未満の時には、conduct disorder に入れる）。

b. 十五歳以前の発症。十五歳以前に、以下の十二項目のうち三項目以上の病歴が認められる。

無断欠席、退学・または停学、非行、家出、嘘言、性的逸脱、薬物乱用、盗み、公共物破壊、成績不良、ルール違反、けんか

c. 十八歳時より、以下の九項目のうち四項目以上。

仕事を続けられない（頻回の転職、失業、欠勤、先のことを考えない離職）、責任ある親としての能力の欠如、社会規範を守らない、性的放縦、易刺激性と攻撃性、経済的義務の不履行、計画性欠如または衝動性・住所不定、不誠実（偽名、詐欺）、向こうみず

d. 反社会的行動の持続（五年以上も、あくことはない）

(7) 境界性パーソナリティ障害（borderline personality disorder）

a．以下の八項目のうち，五項目以上。

衝動性あるいは予測不能性，不安定で強い対人関係，怒りのコントロール欠如，同一性障害，感情不安定性，一人でいることに耐えられない，自傷行為，空虚感あるいは退屈感

b．十八歳未満ならば，同一性障害にあてはまらないこと

不安，恐怖な群

(8) 回避性パーソナリティ障害（avoidant personality disorder）

a．拒絶されることに対する過敏さ

b．人間関係を持ちたがらない

c．社会的引きこもり

d．愛情と受容への欲求

e．低い自己評価

(9) 依存性パーソナリティ障害（dependent personality disorder）

a．自立して機能できないため，責任を他人まかせにする

b．自分の要求を相手に従わせてしまう

c．自信欠乏

(10) 強迫性パーソナリティ障害（compulsive personality disorder）

a．以下の五項目のうち四項目以上。

温かくやさしい感情表現の制限，完全主義，自分のやり方を他人に強要する，仕事と生産性への献身，決断不能

⑾　受動―攻撃性パーソナリティ障害（passive-aggressive personality disorder）

a．要求に対する抵抗

b．以下の五項目のうち二項目以上。

遅延、のらりくらりする、強情さ、意図的な非能率、忘れっぽさ

c．社会的および職業的非能率

d．自己主張的かつ能率的行動が可能なのに、行動パターンを変えない

◆母校の光を負うな　母校に光を添えよ

（折口信夫）

◆みんなは一人のために、一人はみんなのために。

◆多くの狂気を持っている人が正常で、一つの狂気を持っている人が狂人だ。

◆臨床は出会いと別れである。

第十五章　パーソナリティ障害（その二）

1　DSM-Ⅲの分類の解説

前章で列挙したDSM-Ⅲの各パーソナリティ障害について、ごく簡略に解説しておきます。

奇妙、奇矯な群の中には、次の三タイプが含まれていました。

妄想性パーソナリティ障害　これは、他人に猜疑的で、被害的になりやすい人です。

分裂病質性パーソナリティ障害　孤立し、かなり自閉的になっている人です。

分裂病型パーソナリティ障害　関係念慮などを抱きやすく、会話が奇妙な人ですが、精神分裂病ほどの症状はみられません。どちらかといえば、従来の単純型分裂病に近い病態であり、日本ではパーソナリティ障害とはせずに、やはり精神分裂病圏に入れて考える研究者もいます。また、精神分裂病と神経症との境界の例も、ここに近いと考えられます。

次の演劇的、感情的、移り気な群には、以下の四タイプが含まれていました。

演技性パーソナリティ障害　これまでのヒステリー性格にあたります。ヒステリー性格の中で特に、演劇的で、オーバーで、自己中心的な人を指しているようです。

自己愛性パーソナリティ障害　これも、従来はヒステリー性格に含められていたものでしょう。ヒステリー性格の中で、自己顕示性と情緒不安定性が目立つタイプを指しているようです。

反社会性パーソナリティ障害　「問題児」や「問題親」を意味するパーソナリティ障害です。ここはじつは、驚くほど細かく記載がなされています。アメリカ社会の荒廃ぶりを反映している診断基準であるとも、いえましょう。本障害が、演劇的、感情的、移り気な群に入れられている点も、注目に値します。

境界性パーソナリティ障害　不安定性が特徴的なパーソナリティ障害です。境界例とは従来、精神分裂病と神経症との境界の例を意味していたのですが、ＤＳＭ-Ⅲでは、これをパーソナリティ障害として取り扱いました。

最後の不安、恐怖の群には、次の四タイプが含まれています。

回避性パーソナリティ障害　本障害の特徴は、他人に愛されたい、受容されたい欲求を持ちながら、拒絶される不安を抱いている点です。日本の対人恐怖者のパーソナリティに近いのではないかと考えられます。

依存性パーソナリティ障害　他人まかせの、自信のない人です。アメリカでは、独立心のないこのような人は、低く評価される傾向にあるのでしょう。

強迫性パーソナリティ障害　従来、強迫性格といわれてきたものです。完全癖の強い、融通性のきかない人柄です。

受動―攻撃性パーソナリティ障害　あからさまにではなく、隠微な形で攻撃性を表現する人です。

以上の類型分類のうち、分裂病型、自己愛性、境界性、回避性の各パーソナリティ障害は、ＤＳＭ-Ⅲならではのユニークなものです。

さて、パーソナリティ障害のDSM-Ⅲ全体における位置づけの特徴は、これが第二軸で示されている点です。したがって、日本で臨床診断上しばしば問題となる、「病気」(すなわち第一軸)か「パーソナリティの問題」(すなわち第二軸)か、の二者択一的な考え方は、ここでは原則として(精神分裂病を除外しなければならないものもありますが)、止揚されています。

なお、患者が二つ以上のパーソナリティ障害の診断基準に合致すれば、それら二つ以上の診断名を併記します。たしかに、一人の人を一類型におさめることは困難であり、重複した特徴を有している人物も少なくありません。

2　ICD-9の分類の解説

ICD-9のパーソナリティ障害の分類は、前述のDSM-Ⅲのそれにくらべますと、オーソドックスなものです。分類のエッセンスを紹介しておきましょう。

妄想性パーソナリティ障害(paranoid personality disorder)　頓挫、屈辱や拒絶などに過度に敏感で、他人の行動を曲解する傾向があり、自己の権利に対し戦闘的で固執的な傾向がある人。嫉妬や、自己を過大評価する傾向もあります。すべての場合に、著しい自己への関係づけがみられます。

情動性パーソナリティ障害(affective personality disorder)　持続する抑うつ、持続する高揚、あるいは両者の交代する気分が支配的な人。躁期には楽天主義と喜びの増大が、抑うつ期には心配、悲観、活動力低下と絶望感がみられます。

分裂病質性パーソナリティ障害（schizoid personality disorder）　空想、内省、自閉を好み、感情的、社会的、その他の接触から引きこもる人。外見上の冷淡さと無関心さが、感情表現の無能さをマスクしています。

爆発性パーソナリティ障害（explosive personality disorder）　怒り、憎悪、暴力または情動が過度に爆発しやすく、気分不安定性を特徴としています。感情爆発のコントロールができない人です。

制縛性パーソナリティ障害（anankastic personality disorder）　過度に良心的で、点検、頑固さや慎重さをもたらすような、自己不確実と疑惑と不全の感情を特徴としています。完全癖と正確さとがあり、反復して点検します。

ヒステリー性パーソナリティ障害（hysterical personality disorder）　浅薄で不安定な情動性、他人への依存、賞賛と注目への渇望、被暗示性および演技性を特徴としています。ストレス下ではヒステリー症状を呈します。

無力性パーソナリティ障害（asthenic personality disorder）　年長者などの要望に受身的に服従し、日常生活の需要に対しては、ひ弱で不適切な反応をする人。活気に欠ける人です。

著しく社会病質的か、非社会的な徴候を伴うパーソナリティ障害（personality disorder with predominantly sociopathic or asocial manifestation）　社会的義務の無視、他人への思いやりの欠如、および衝動的暴力や冷淡な無関心さを特徴としています。感情的に冷たく、異常に攻撃的か無責任です。欲求不満に対する耐性が低い人です。

二章にわたって、パーソナリティ障害の亜型分類を説明しました。しかし、実地臨床上は、パーソナリティ障害（あるいは性格障害）とのみ診断しておいて、亜型分類まで診断を下さないことも少なくありません。

ところで、社会的価値観が一定していた時代ではかなり偏っていると見られたパーソナリティの人も、最近のように価値観が多様化してくると、異常性が目立たなくなります。むしろ、ジャーナリズムでもてはやされたり、新聞・週刊誌をにぎわせたりしていることもあるようです。

今後は、これまでにあげた以外の新しいタイプのパーソナリティが類型化されてくるかもしれません。

3　理解と治療

さて、患者のパーソナリティを理解するためには、本人および家族や第三者から情報を収集しつつ、本人の日常の言動をよく観察して、まずパーソナリティの諸特徴（personality features）を把握し、そして次に、そのパーソナリティ傾向（personality trait）をつかむことが大切です。

ところで、パーソナリティ障害者は、どのような症状を訴えて、われわれの前にあらわれるのでしょうか。パーソナリティは、患者にとって自我親和的（ego-syntonic）になっていることが多いのですが、自我異和的（ego-dystonic）になっていて、それに自ら悩み抑うつ状態となって来院することもあります（性格神経症）。しかしまた、登校拒否、家庭内暴力、非行、薬物乱用（アルコール、覚醒剤など）、性的異常などを呈して、来院することも少なくありません。文学者、芸術家や、社会で成功している人物の中にもパーソナリティの偏りのある人々がいますが、もちろん「障害（disorder）」にならなければ、事例化しません。

パーソナリティ障害の原因に関しては、ドイツ圏では遺伝、素質、成熟などの生来的・生物的要因とその発展が、英米圏では乳幼児期の人間関係の生活史的・獲得的要因が重要視されています。遺伝と環境（素質と生活史）との両方の関与を、ケース・バイ・ケースで、考えていかなければならないといえます。

パーソナリティ障害の治療は、かなり困難です。環境調整、指導、教育、精神療法、集団療法、行動療法、薬物療法などが、必要に応じて適宜行われます。治療者は患者と根気よく、忍耐強く、あせらずにつき合っていく心構えが大切です。患者にパーソナリティの諸特徴を何度も指摘しては気づかせながら、矯正していくわけです。

一般的に、初老期や老年期になりますと、パーソナリティ傾向も和らいでくることが少なくありません。これを、晩熟（later maturity, Spätreifung）といいます。

◆生れてすみません。（太宰　治）

◆あわてて結婚して、ゆっくり後悔する。

◆誤解して結婚して、理解して離婚する。

◆長生きすれば恥多く、財豊かになれば面倒が起きる。

第十六章　病前性格、病後性格

1　病前性格について

病前性格は、おもに精神病との関連性から類型化され、精神病になりやすいそれぞれの性格傾向が研究されてきました。

一部は各精神病の章の内容と重複しますが、ここにまとめてみます。

精神分裂病の病前性格

精神分裂病の病前性格として、クレッチマーは分裂気質―分裂病質という類型をあげました。「気質」とは、ここでは健常人の間の変異程度のものをさし、「病質」とは、すでに異常性格と考えられるものをさしています。

クレッチマーは、分裂気質の特徴として次の三点をあげています。

①　非社交的、静か、控え目、まじめ（ユーモアを解さない）、変人

②　臆病、恥かしがり、敏感、感じやすい、神経質、興奮しやすい、自然や読書に親しむ

③　従順、気立てがよい、正直、おちつき、鈍感、愚鈍

①が分裂気質の基本性格であり、そして②と③が情意面で対をなしています。すなわち、②は敏感さ・精神の過敏性であり、性格的に内気な繊細さから、カーッとなりやすい興奮しやすさにまでわたっており、他方③は鈍感さであり、精神上の麻痺、自発性能力の低下を示しています。

以上の点をいいかえますと、「内気で静か、引っ込み思案な非社交家」、「敏感な恥かしがり屋で、疑い深く傷つきやすい、情味に乏しい、偏屈な奇矯人」といった性格特徴が浮かびあがってきます。

また、分裂病の病前性格として、次の四タイプをまとめている研究者もいます（飛鳥井望）。

① どこか性格的ひ弱さ、生気の乏しさを感じさせるタイプ。おとなしくて素直、手のかからないよい子であり、あまり自己主張をしない。自閉傾向の強い者は、まわりの者に親しみにくいといった印象を与え、能動性に欠け、受動的になりやすい。孤立傾向にある。自閉傾向のさほど強くない者は、気立てがよく邪気がないため、他人に好かれ、適度の友人づきあいもあり、趣味やスポーツなどでそれなりの能動性を示し、全体にやや影の薄い模範生といった印象を与える。

② 情緒的混乱を起こしやすい者であり、感情のコントロールができずに易刺激的となったり、他者に依存と攻撃、愛憎の両極を向けるタイプ。不適応を起こしやすく、しばしば登校拒否や家庭内暴力が問題となる。アリエティ（Arieti, S.）が「ストーミィ・パーソナリティ」と呼んだタイプに相当する。

③ 現実世界への適応願望が強く、他者から認められることにより自我の安定をはかろうとするタイプ。具体的には、正直、まじめ、律気、責任感の強い働き者であるが、やや杓子定規で融通性に乏しく、しばしば「宗教的・哲学的志向性」を示すといった特徴を備えている。

④ プライドの高さが目立つ者、かたくなで、負けず嫌い、嫉妬深い、猜疑的傾向が強いタイプである。

これら四タイプに共通することは、ある種の傷つきやすさ・過敏性であり、自己の存在全体が揺がされるような傷を受けやすいパーソナリティといえるようです。

躁うつ病の病前性格について

(1) 双極型うつ病

この病前性格をめぐる諸研究には、クレッチマーの循環気質―循環病質、ブロイラーの同調性性格、下田光造の執着性格などがあります。

クレッチマーは、循環気質の特徴として次の三点を指摘しています。

① 社交的、善良、親切、温厚

② 明朗、ユーモアがある、活発、激しやすい

③ 寡黙、平静、陰うつ、気が弱い

①が循環気質の基本特徴であり、それを基本として②と③が軽躁性から陰うつ性までの段階を示しています。循環気質者は、社交的で善良で、人に親しまれ、冗談を理解し、人生をあるがままに受け止めます。彼らのふるまいは自然で開放的で、また現在の気分にとけ込み、ただちに共鳴し仲間となり、順応します。環境と共鳴することから、現実主義的で適応性があり、自己と周囲との間に険しい対立を起こしません。この循環性という語をブロイラーは、同調性という言葉で表現しています。

このクレッチマーの唱えた循環気質―循環病質―躁うつ病という関係に対し、下田は初老期うつ病の研究から異論を唱え、躁うつ病の病前性格として執着性格を抽出しました。その特徴は、一度起こった感情が長く持続して衰弱しないことであり、具体的には仕事熱心、凝り性、熱中性、徹底性、正直、律義、几帳面、強い正義感や義務責任感といった点があげられます。ごまかしやずぼらができず、他人からは信頼され、模範的人物とみられます。これらの特性は「几帳面さ」と「熱中性」にまとめられます。

(2) 単極型うつ病

執着性格と似た類型として、テレンバッハ（Tellenbach, H.）は、メランコリー親和型性格を取りあげました。メランコリー親和型の特徴は、独特の秩序志向性、秩序への固着です。すなわち、周到な整理整頓、勤勉、過度に良心的、強い責任感、堅固とされる職業生活などの特徴を備えています。彼らは秩序と一体化して生きようとし、また自分の仕事に対する要求水準が過度に高いのです。仕事は正確・綿密に果たしますが、多くのことに正確を期するため、几帳面さと仕事量との板ばさみに悩みます。

対人関係上は他人本位で、まわりに気を配り、臆病なほど慎重に摩擦やいざこざを避けようとします。むしろ自分が折れることによって周囲の雰囲気を保つように、こころを配ります。

このような「他者のための存在」が彼らの人間関係の基調となっています。これは硬直化した強迫的な過剰適応であり、この秩序正しさ（几帳面さ）と、他者のための存在としての自己が、馴れ親しんできた世界が失われるような時（たとえば、身体疾患の罹患、転職、昇進、退職、転居、近親者の死亡などの際）に、うつ病を発症するわけです。

てんかんの病前性格について

てんかん患者の性格傾向については古くから記述があります。ミンコフスカ（Minkowska, F.）は、その性格構造を「類てんかん性格」ないし「粘着性格」と呼び、真性てんかんが発現する生物学的基盤の表現型と考えました。その特徴は、外界の事物に対し密着し（対象密着性）、環境の変化についてゆけず（融通性の乏しさ）、思考は緩慢で、部分的なものにこだわり全体的にものを見ず（些事拘泥的）、永続的で安定したものを愛する（伝統墨守・秩序志向的）点にあります。粘着性と緩慢さから心的活動が停滞うっ積し、爆発しやすいのです。

クレッチマーは、このような粘着性・爆発性の両極をもった性格構造を「粘着気質」と呼び、闘士型体格との関連性を指摘しました。

しかしながら、この性格特徴の由来については、脳器質障害者にも同様な性格変化が起こることや、てんかんの種類によってそれぞれ異なる性格特徴があることなどから、病前性格というよりも、発作の反復などにもとづく器質性精神症状によるとの考え方が強くなっています。その意味では、次に述べる病後性格であるといえます。

2　病後性格について

病後の性格変化には、大きく分けて二通りあります。脳器質疾患（脳動脈硬化症、てんかん、頭部外傷、慢性中毒、感染症など）にともなう変化と、機能性精神病（精神分裂病など）による変化です。

脳器質疾患によるものには、主として人格水準の低下と情意面の障害がみられます。人格水準の低下では、子どもっぽくなったり上機嫌となり、情意面の障害では感情の平板化、感情不安定、感情失禁、発動性減退、抑制欠如などが認められます。

たとえば、日本脳炎の後遺症では子どもっぽくなったり、人間にしまりがなくなり、態度もぎこちなくなります。進行麻痺では、比較的早期から頑固・強情となり、反応が動揺しやすく、道徳心や倫理観が失われます。頭部外傷後遺症による性格変化としては、感情鈍麻・発動性減退、上機嫌・抑制欠如、刺激性亢進・不機嫌・易怒爆発、迂遠・粘着、道徳感情の低下などがみられています。

機能性精神病の場合では、精神分裂病における人格変化が病後性格の代表的なものです。慢性の経過をたどった精神分裂病の人格変化では、感情鈍麻や積極性低下（自発性低下）などの情意面の障害が目立ち、これを欠陥状態といいます。欠陥状態の類型化としては、①活動性および反応性の減弱、②行動レパートリーの貧困化、③刺激に対する悉無律的反応、④注意・認知・思考・関心・感情における固着と拡散への分極傾向、などがあります（町山幸輝）。

このような慢性欠陥状態の人でも、社会生活や家庭生活を営んでいて、周囲の人からは奇人・変人として見られていることも少なくありません。

ところで、以上のような極端な病後の性格変化ではなくても、精神疾患（および身体疾患）を経過したあとに、性格が多少とも変化して成長・成熟が認められることは、よくあることです。

◆身を捨ててこそ、浮かぶ瀬もあれ。

◆幸せは歩いてこない。

◆すべて意義あることには、苦労が伴う。
（河合隼雄）

◆人間はいかなることにも馴れる動物である。
（ドストエフスキー）

第十七章　性の問題

性の問題は、精神医学上これまで**表1**（異常性欲と呼ばれてきたものの種類ですが）のように分類されることが、一般的でした。

すなわち、大きく量の異常と質の異常とに分けられます。

量の異常には、性欲の減退と亢進との二種類があります。減退する場合としては、男性ではインポテンスが、女性では、冷感症または不感症があり、性欲の亢進は、男性ではサチリアーシス、女性ではニンフォマニアと呼ばれます。

性欲の質の異常は、別名「性倒錯」と呼ばれてきました。これは、フロイト以来さらに、どういう人や物に性欲を感ずるかという性対象の異常と、どういうふうに性欲を満足させるかという性行為の異常とに、二分されています。

さらにまた、性に関する悩みをもっと広く考えれば、性病恐怖（「梅毒や淋病にかかったのではないか」）、自己臭恐怖（「精液の匂いが周囲に漏れ、知られているのではないか」）、性器の形態に関する悩み（「ミクロペニス」）などもあります。

表1　異常性欲の種類

1．性欲の量的な異常
- (1)性欲の減退
  - インポテンス
  - 不感症，冷感症
- (2)性欲の亢進
  - サチリアーシス
  - ニンフォマニア

2．性欲の質的な異常（性倒錯）
- (1)性対象の異常

a．自体愛	f．動物愛
b．同性愛	g．近親相姦
c．服装倒錯	h．死体愛
d．小児愛	i．フェティシズム
e．老人愛	

- (2)性行為の異常

a．露出症	c．サディズム
b．窃視症	d．マゾヒズム

表2　性心理障害（DSM-III）

1．性別同一性障害
- (1)トランスセクシュアリスム（性転換願望症）
- (2)小児期の性別同一性障害
- (3)非定型的な性別同一性障害

2．パラフィリア

(1)フェティシズム	(5)露出症
(2)服装倒錯	(6)窃視症
(3)動物愛	(7)性的マゾヒズム
(4)小児愛	(8)性的サディズム
	(9)非定型パラフィリア

3．性心理機能異常

(1)性欲の抑制	(5)早漏
(2)性興奮の抑制	(6)機能性性交疼痛症
(3)女性オルガスムの抑制	(7)機能性膣けいれん症
(4)男性オルガスムの抑制	(8)非定型的な性心理機能異常

4．その他の性心理障害
- (1)自我異和的な同性愛
- (2)その他どこにも分類されない性心理障害

ここでは、DSM-IIIに基づきながら、性的問題の全般を説明しようと思います。**表2**のように4群に分類されています。

1　性別同一性障害

性（sex）が生物学上の雄、雌を表すのに対し、性別（gender）は心理・社会上の男性性、女性性を表すものとして、性と性別とは区別されます。

性別同一性障害とは、生物学的な性は男性（あるいは女性）でありながら、心理、社会的な性別は逆に女性（あるいは男性）であって、性と性別についての総合的自己認識である性別同一性に障害が認められるものを指します。

性別同一性障害は、表2の1のように、さらに三つに分けられます。

このうち、はじめのトランスセクシュアリスム（性転換願望症）は、自分の解剖学的性に強い嫌悪感を持ち、異性として生きたいという願望を抱きます。異性の装身具類を身につけ、異性の役割を実行し、性転換の空想を抱き、ホルモン療法や性転換手術までをも行おうとします。アメリカでは州によっては性転換手術およびその後の性別変更を認めているところもありますが、日本では法的問題もあり不可能なため悩んで抑うつ的となって、精神科を受診してくる人もいます。

2　パラフィリア

偏奇（パラ）が、その患者の魅せられているもの（フィリア）の中に存在する、という意味で、従来の「性倒錯」にほぼ相当します。尋常ではない、奇矯なイメージや行為が、性的興奮を得るために必要であり、執拗に繰り返されるものを指します。自ら悩んで病院を受診するケースは稀で、性犯罪に関係することがあります。

フェティシズム　性的興奮を得るために、事物（フェティッシュ）を用いるもの。事物には、衣服、靴、ブーツなど身につけるものや、まれには、毛髪や爪のように人体の一部のこともあります。

服装倒錯　異性の服装をするもの。これは、「フェティシズム的な異性装」とも考えられます。前述のトランスセクシュアリスムは、服装倒錯を必ず伴っています。

動物愛　ペットや家畜をセックスの対象とするもの。患者をなめたり、こすったりと性的に興奮させるように、動物をしつけることもあります。

小児愛　成人が、小児と性的関係を持とうとするもの。動物愛や小児愛は、セックスのパートナーが得られない時に、代償的に行われることもあります。

露出症　性器の露出行為を反復するもの。

窃視症　いわゆる、覗き見です。

性的マゾヒズム　苦痛を受けることによって性的に興奮するもの。縛られ、打たれ、苦しめられ、辱しめられ、傷害を受けたりすることもあります。

性的サディズム　相手に肉体的あるいは心理的に苦痛を与えることによって、性的興奮を得るもの。

非定型パラフィリア　ここには、糞便愛、さわり魔、灌腸愛、不潔愛、死体愛、電話わいせつ、尿愛などがあります。

3　性心理機能異常

セックスの反応周期を構成している各時期に抑制がみられるものです。そこで、まずセックス反応の正常な周期を説明しておきます。セックス反応の正常な周期は、次の四相に分けられます。

欲望相　性行為への空想や性欲を示す時期。

興奮相　性感と、それに伴う生理的変化から成る時期。男性では、ペニスが膨張、勃起し、カウパー腺からの粘液分泌が起こります。女性の場合は，膣内の潤滑を伴う骨盤内全体の充血や外陰部の膨張が起こり，さらに次のオルガスム相に近づくと，恥骨尾骨筋の緊張と充血による膣の外三分の一の収縮，小陰唇の充血，膣の中三分の二の伸展と拡張などが生じます。

オルガスム相　快感が絶頂に達し，会陰筋と骨盤生殖器の律動的収縮をきたします。男性は射精し，女性は膣の外三分の一が収縮します。

消褪相　リラックス感と筋弛緩が生じる時期。この時期は，男性では生理学的にしばらく次の勃起には反応しませんが，女性では応じられます。

以上の各相における抑制によって，性心理機能異常が次のように分類されます。

性欲の抑制　性欲の持続的かつ全般的な抑制。本当に抑制されているかどうかは，患者の年齢，性別，健康度，性欲の強度，患者の生活背景などの諸因子を考慮して判断する必要があります。女性では冷感症にあたるものです。

性興奮の抑制　適切な性活動を営んでいるにもかかわらず，性興奮に反復的・持続的な抑制があるもの。男性では勃起の維持に障害があり（インポテンス），女性の場合は，性興奮の潤滑膨張反応とその維持に障害が認められます（不感症）。

女性オルガスムの抑制　性活動は適切であるにもかかわらず，反復的かつ持続的な女性オルガスムが抑制されているもの。正常な性興奮相に続くオルガスムが遅延したり欠如します。性交をしないでも陰核刺激によりオルガスムを感じられるのに，手指による陰核刺激なしの性交ではオルガスムを感じられない女性がいますが，これには病的な場合と正常範囲内の場合とがあります。

男性オルガスムの抑制　反復的かつ持続的な男性オルガスムの抑制であり、性興奮相に続く射精が遅延したり、欠如しているもの。「遅漏」に相当するものでしょう。

早漏　射精およびオルガスムを随意的にうまくコントロールできず、射精が患者自身の望む前におこってしまうもの。患者の年齢、性交の相手、性交の頻度などの諸因子を考慮する必要があります。

機能性性交疼痛症　性交時に反復的かつ持続的に性器痛を伴うもの。女性ばかりでなくて、稀ですが男性にもおこることがあります。

機能性膣けいれん症　膣の外三分の一の筋層に反復的かつ持続的に不随意の攣縮がおこり、性交できないもの。

非定型的な性心理機能異常　性的興奮とオルガスムが生理学的現象としては正常におきているのに快感が得られない場合や、女性における「早漏」の類似状態などが、ここに含まれます。

4　その他の性心理障害

自我異和的な同性愛　DSM-Ⅲは、同性愛傾向に自ら悩む同性愛者のみを精神障害として扱いました。しかしながら、DSM-Ⅲ-Rでは、同性愛はもはや精神障害としては扱われていません。

自我異和的な同性愛とは、自己の同性愛傾向に悩み、異性愛関係を望みながらも、それが困難な状態を指します。

その他どこにも分類されない性心理障害　ここに、体型・性器の大きさや形に関する悩み（ミクロペニスなど）や、ドン・ファン症およびニンフォマニア（女子色情症）などが入れられています。

性的問題は、本人のことばかりでなく、配偶者や性的パートナーとの関係も重要です。性の不一致により結婚生活に破綻をきたすことがあります。

日本では、興味本位のセックス情報はジャーナリズムに氾濫しているにもかかわらず、性知識の正しい教育は十分になされておらず、それに悩む人々は決して少なくありません。さらにまた、性医学、性科学が学問的に取りあげられることも少なく、それを専門とする治療者も少ないのが現状です。

性的問題の背景には、性知識や性教育の問題もありますし、また養育歴、両親との関係、生活史、自我同一性（あるいは、性役割同一性）の葛藤や混乱、配偶者との関係も影響している場合があります。

ところで、精神医学の成書では、一般に性的問題はほかの精神障害から独立させ、まとめて扱われています。しかし、うつ病や精神分裂病の患者が、その一症状として性的問題を訴えることがあります。とくにうつ病では性心理機能異常を訴えやすいので、原因としてのうつ病の有無については検討しておきます。

さらにまた、身体疾患や薬剤の影響によっても性的問題が生じうるので、除外しておく必要があります。

◆道なき道を歩め。

◆今日からスタート。

◆自分以外は皆師。

第十八章　単純酩酊、病的酩酊

1　急性アルコール中毒

毎年四月頃になると、新入生や新入社員が普段は飲まない大量のアルコールを飲まされて病院へ救急車で運ばれ、時には死亡するという、やりきれない記事が新聞をにぎわすことがあります。これは急性アルコール中毒（および、その合併症）によるものです。最近では、流行したイッキ飲みの悪習が急性アルコール中毒患者の増加に拍車をかけました。

飲料用アルコールすなわちエチルアルコールは、エタノールとも呼ばれ、化学構造式も簡単なものです（図**1**）。

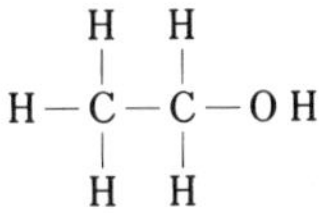

図1　エチルアルコールの化学構造

エチルアルコールは消化管内では変化を受けず、そのままの形で容易に血中に吸収されますが、その吸収の速度は、胃内容の有無、飲むスピード、アルコール濃度などによって異なっています。そして、アルコールの耐性や代謝にもかなりの個人差が認められます。

アルコールの代謝は主として肝臓で行われます。最初のステップは、アルコールがアルコール脱水素酵素によりアセトアルデヒドとなり、それがアルデヒド脱水素酵素によりアセテート、さらにはアセチル-CoAとなり、その後はクエン酸回路に入って最終的にCO_2とH_2Oに変化します。アルコールがカロリー源としてエネルギーを放出するのは、このクエン酸回路を経由する時です。

摂取されたアルコールは、中枢神経系（とくに大脳機能）には抑制的に働きます。まず新皮質が抑制され、知的能力や複雑な判断力が困難となり、他方では、新皮質によって抑えられていた旧・古皮質の原始的本能が解放されます（すなわち抑制の抑制による解放です）。そして、意識障害が次第に進み、さらに生命中枢機能が低下し、呼吸抑制が起きてきて、最終的には呼吸麻痺で死亡すると言われています。

2　酩酊の分類

酩酊の分類としては、ビンダー（Binder, H. 一九三五年）の三分類が有名です（**図2**）。

- 単純酩酊
- 異常酩酊
  - 複雑酩酊（量的異常）
  - 病的酩酊（質的異常）
    - ①もうろう型
    - ②せん妄型

図2　ビンダーの酩酊の分類

- 単純酩酊
  - 普通酩酊
  - 複雑酩酊
- 病的酩酊

図3　酩酊の分類

しかしながら、単純酩酊と複雑酩酊との境界は明確ではないので、複雑酩酊という名称を省き、単純酩酊と病的酩酊とに二分する考え方もあります。

筆者自身も、司法精神医学的見地から生まれたビンダーの分類法よりも、この二分法の方が良いと思っています。もし複雑酩酊を入れるとするならば、**図3**のように分類したらどうでしょうか。

3　単純酩酊

これは、どこの宴席でもみられる「酔っぱらい」を想い浮かべるとよいと思います。すなわち、アルコールが体内に摂取され血中濃度が高まってきますと、まず抑制がとれます。酩酊初期には、気分が爽快となり、観念連合が促進されて活動が活発となりますが、注意は散漫で持続性がなくなります。仕事の能率は一見亢進したように見えますが、注意が転じやすいため、作業能力は低下します。自我感情が亢進して、大言壮語、多弁、多動、無遠慮、刺激性などの酔い特徴が現われるようになります。

表1　アルコール濃度と精神症状

血中アルコール濃度（%）	精神症状
0.01	暖かくなり，快い気分
0.03	高揚気分
0.05	ほろ酔い気分
0.1	酩酊前期
0.2	酩酊極期
0.3	泥酔
0.4	昏睡
0.5	死亡

一過性の興奮から麻痺に移行すると、精神活動は次第に衰え、注意、理解、記銘、判断などの精神面の機能が低下してきます。

酩酊がさらに深くなると、了解が不良となり、周囲の状況の正確な把握が困難となります。感情的となり、慎しみのない行動があらわれます。身体面では、運動失調が認められ、ろれつが回らず、歩行も不確実となります。千鳥足でくだをまき、眠気をもよおします。この時期に飲酒を中止すれば、そのまま寝込んでしまいますが、さらに飲酒を続けると、泥酔し、足腰が立たなくなり、昏睡し、呼びさましても起きない状態となります。

以上のような酩酊の度合と血中のアルコール濃度とは、一般に正の相関関係があり、大まかな目安としては**表1**のようになっています。

すなわち、〇・四％以上の血中濃度では昏睡、〇・五％以上で死亡、とのデータが有名です。

4　病的酩酊

病的酩酊は精神鑑定の対象となることの方が多いのですが、ここで簡単に述べておきましょう。

病的酩酊の特徴は、比較的少量の飲酒で強い意識障害が発現すること、身体面の症状よりも精神面の症状が強いことです。

中田修は、病的酩酊の必要かつ十分条件として、①著しい健忘、②身体的麻痺症状の欠如、もしくは病的精神状態の急激な発現、③見当識障害、をあげています。またグルーレ（Gruhle, H. W.）は、①不機嫌、②運動性興奮への傾向、③特定の行為の動機のないこと、④完全な健忘、をあげています。

病的酩酊は、単純酩酊から移行することが多いのですが、時には単純酩酊の経過中に、短時間出現することもあります。病的酩酊の持続は一般に短く、多くは数分から一時間、長くて数時間で、それから深い睡眠に入ります。

もうろう型

意識障害が前景に立つタイプです。意識がぼんやりし、意識野が狭窄して、特定の観念群が意識内容を占めるために、注意や行動の範囲が狭くなり、あとに健忘を残します。犯罪との関係が高いのです。この酩酊型は、てんかんのもうろう状態に似ているので、てんかん酩酊とも呼ばれています。

せん妄型

意識混濁を背景として、活発な錯覚や幻覚があり、妄想気分に伴う異常言動を示します。慢性アルコール中毒患者の振戦せん妄時の症状と類似しています。せん妄型の行動は、酩酊者の主観的世界（幻覚、妄想）の表現であり、その主観的世界自体が混乱していますから、行動としてのまとまりがなく、また外界に働きかけることも少ないのです。したがって、せん妄型は犯罪との関係は稀薄です。

さて、もうろう型とせん妄型とを問わず病的酩酊は、酒量が大量でなくても発現することから、個体側の条件が関与していると考えられます。このような個体側の条件としては、爆発性、気分変動性、顕示性などの性格傾向、さらに、てんかん、脳動脈硬化、脳外傷後遺症、中枢神経梅毒、その他の脳器質疾患の存在、などがあげられます。また、酷暑、厳寒、重病からの回復期、飲酒時の心理的葛藤、精神的ストレスが、病的酩酊の好発条件となりうるのです。

病的酩酊は、厳密にとるときわめて稀なものです。一般的にいわれているような「病的酩酊」は、むしろ単純酩酊の激しい状態か複雑酩酊にあたると考えた方がよいのではないかと筆者には思われます。

◆ゆっくり行くことを恐れるな、ただ立ち止まることだけを恐れよ。

◆我れ善く吾が浩然の気を養ふ。
（藤田東湖）

第十九章　総合病院精神科医療とコンサルテーション・リエゾン・サービス

総合病院精神医学（医療）には二つの主要な役割があります。一つは、地域における精神科医療としての役割であり、もう一つは精神的問題を有する他科患者を心身両面から治療し介護していくこと、すなわちコンサルテーション・リエゾン・サービスの役割です。

1　総合病院精神科医療

アメリカにおける general hospital psychiatry という名称は、ハケット（Hackett, J. P.）がコンサルテーション・リエゾン精神医学のハンドブックの出版を企画した時に出版社から提案され、一九七八年に出版された著書名が始まりであるといわれています。わが国でも、General Hospital Psychiatry 研究会が母体となって、一九八八年十一月に日本総合病院精神医学会（Japanese Society of General Hospital Psychiatry, 事務局は日本医科大学精神科学教室）が設立され、大会開催・機関誌発行などの事業や活動が営まれるようになりました。

これまで日本の精神科医療についての論議は、単科精神病院の医療に関することが多かったのですが、最近大学病院を含めた総合病院の精神科医療の役割が重要視されつつあります。精神病院の管理・収容主義から、地域医療や外来治療が重視されるようになって、総合病院の精神科医療の充実が急務になってきました。実際、受診する患者にとっても総合病院精神科の方が精神病院よりも受診しやすいという利点もあり、症例も軽症精神病、神経症、身体疾患合併症患者が受診したり入院するのに適しています。しかしながら、日本の総合病院精神科医療の現状は、精神科外来のない総合病院や、精神科外来はあっても精神病棟のないところが多いのです。しかも職員も非常勤精神科医であったり、あるいは一人医長であるところが少なくありません。総合病院において、精神科外来と職員の充実、および精神科病床の確保が望まれます。

2　コンサルテーション・リエゾン・サービス

コンサルテーション・リエゾン・サービスとは

一般的に、コンサルテーションとは相談・助言のことであり、リエゾンとは連絡・連携を意味します。したがって、コンサルテーション・リエゾン・サービスとは、他の臨床各科と協力して、患者の診療にあたる精神科の分野をさします。いいかえれば、他科と精神科との共同診療の一般化・拡大化・組織化のことです。

これは「総合病院において、精神科以外の領域で、精神科医の行う診断・治療・教育・研究のすべての活動を含む臨床精神医学の分野」と定義されています（リポウスキー Lipowski, Z. J.）。いわば、臨床各科と精神科、あるいは他科の専門医と精神科医、あるいは身体と精神などの間の連携を図る領域でもあるといえましょう。医療一般の専門化・細分化と、身体臓器への偏重とにより、これまでの病める人間全体に対する理解がなおざりにされてきた反省から、全人的な医療をめざして、患者を総合的に理解しつつ、診断と治療に役立てていく領域である、ともいえます。本分野を専門的に行う精神科医をアメリカではリエゾン精神科医（liaison psychiatrist）と呼んでいます。

この領域は、アメリカでは心身医学とともに発展し、すでに五〇年以上の歴史を有しています。アメリカでは副次的印象がつきまとう心身医学という名称は衰退し、このコンサルテーション・リエゾン・サービス（精神医学）という領域にとってかわられています。日本でもこれまで「他科依頼」「院内診療依頼」「特診」「併診」「共観」などの形式で行われてはきましたが、専門的・系統的・組織的なものではなく、最近になって関心が高まってきた領域です。その主たる実践の場は総合病院や大学病院です。

コンサルテーション精神医学とリエゾン精神医学とは、日本では同義に用いられることもありますが、アメリカではその意味は異なっています。すなわちコンサルテーション・サービスとは、他の診療科の医師が患者の精神的問題を発見し、その要請で精神科医が相談にのる形態であるのに対し、リエゾン・サービスとは、はじめから精神科医と他科医が共同で病棟診療にあたっていて、精神科医自身が問題点を発見し、治療にあたるものです。この両者の相違は、「コンサルテーションは火事が起こると呼ばれて消火に駆けつける消防士のような救助隊活動であるが、リエゾンには火事を防ぐための防火対策を実施し、市民教育を担当する消防検査官のような任務がある（ハケット）」という巧みな比喩を使って説明されています。この意味では、日本ではコンサルテーション・サービスは行われてきましたが、リエゾン・サービスはまったく不十分でほとんど行われてこなかったといえます。最近になって、一部の大学病院の救命救急センターなどでリエゾン・サービスが本格的に行われるようになってきました。

対象となる症例

コンサルテーション・リエゾン・サービスの対象となる具体例には、**表1**のような状態や患者があげられます。

これを臨床各科別でいうと、たとえば内科では全身性エリテマトーデス（SLE）・脳炎・薬物依存症（とくにアルコール依存症）・薬剤性精神障害、小児科では神経性食思不振症・登校拒否、泌尿器科ではインポテンツのような心因性機能障害・夜尿症、産婦人科では産褥期をめぐる問題などがその対象となります。

カウンター・リエゾン・サービス

これまでのリエゾン・サービスでは、もっぱら他科から精神科への相談の場合について論じられてきました。しかしながらその逆の場合、すなわち精神科から他科への依頼や相談の場合も臨床上はとても重要です。このいわば逆方向の視点を明確にするため、カウンター・リエゾン・サービスと筆者は呼んでみました（counter-liaison service）。

わかりやすくいうと、リエゾン・サービスにおいては一般的に身体障害が先にあって精神障害を呈する症例が中心に検討されているのに対し、カウンター・リエゾン・サービスでは、精神障害が先にあって身体障害を呈したケースが検討されることになります。

わが国では、他科の医療従事者の中に精神障害者に対する根強い偏見や差別がいまだにあって、精神障害者をその身体疾患のために他科病棟に入院させようとしても、敬遠され、なかなか引き受けてもらえずに困ることが少なくありません。その意味では、他科と精神科の医療従事者との、日頃の相互・協力関係が大切です。

この方面に関する今後の課題をあげておきます。まず、卒前の医学教育および看護教育の方法としては、精神科実習と精神病院研修の義務化、国家試験における精神医学の必須科目化およびコンサルテーション・リエゾン・サービス関連の試験問題の増加などが望まれます。また、卒後の医学教育および看護教育においても精神科病棟と精神病院への研修の必須化などが考えられます。

治療的対応

さて、実際の治療上の対応としては、精神科医が他科の患者に対して直接はたらきかける場合（patient-oriented approach）、他科の治療スタッフにはたらきかける場合（consultee-oriented approach）、人間関係や状況を調整する場合（situation-oriented approach）の三つがあります。

患者にはたらきかける場合には、患者の人格やおかれた状況などに注意しながら、向精神薬の投与、精神療法、また家族療法などを行います。そして精神科としては、精神科医、看護婦、臨床心理士、精神科ソーシャル・ワーカーが医療チームをつくって治療に参画ができることが望まれます。

大学や病院によっては、御用聞き的に各科の病棟を回診しながら、精神科診療を行っているところもあります。

表2に、他科におけるおもに入院患者の場合を想定して、精神科医がコンサルテーションに出かける際の留意点を実践的にまとめてみました。ぜひ参考にしてみて下さい。

将来の展望

日本におけるコンサルテーション・リエゾン・サービスの問題点と将来の展望については、次のような諸点が指摘されます。

第一は他科医の精神医学に対する無関心・無理解を取り除くことです。それには精神科医自身にも反省すべき点があり、精神医学をより実践的な臨床医学の体系に引き戻す必要があります。

第二はリエゾン活動に携わる医療従事者の人員確保とその構成です。この領域を志向する精神科医、看護婦（リエゾン・ナース）、精神科ソーシャル・ワーカー、臨床心理士、その他の医療従事者の確保と養成が問題となります。今後は他科の患者を主として診察するような専門の職員が増えてくるべきでしょう。

表1　コンサルテーション・リエゾン・サービスの対象患者

1．精神症状を呈する患者（具体例）		
不安・焦躁	躁状態	不眠
幻覚・妄想	抑うつ状態	不穏・興奮
自殺念慮・自殺企図	痴呆	心気状態
性格変化	緘黙・昏迷	せん妄などの意識障害
2．「問題患者」あるいは「不適応患者」		
治療に拒否的な患者	ヒステリー患者（退行，疾病利得）	病棟のルールを守らない患者
「特別患者」special patient		
詐病・虚偽性障害の患者	薬物（アルコールを含む）依存の患者	
性的問題を呈する患者		
要求過多の患者	ポリサージェリィの患者	
3．いわゆる心身症の患者（具体例）		
消化性潰瘍	痙性斜頸	潰瘍性大腸炎
円形脱毛症	過敏腸症候群	過呼吸症候群
気管支喘息	書痙	チック
4．医療的ストレス状況にある患者		
癌患者	ICU・CCUの患者	術前・術後の患者
腎透析・腎移植の患者	（慢性）疼痛の患者	交通事故患者
熱傷患者	臨死患者	

表2　コンサルテーション・サービスの実際

①病棟への往診が必要か？
②患者の他科診断名，おもな検査結果，投薬内容は？
③「誰が」「なぜ」精神科コンサルテーションを希望しているのか？
④患者は精神科診療を納得しているか？
⑤客観的情報を集める（主治医，看護婦，付添い者，家族，時に他患者などから）。
⑥既往歴と家族歴に精神疾患はないか？
⑦患者の身体状態（全身状態）はどうか？
⑧患者とどこで会うか？　（各病棟に落ち着いて話が聞ける診療室があれば理想的）
⑨患者診察中，本音を聞くために時に主治医や看護婦に退席してもらう。
⑩精神科所見をどこに記載するか？　（精神科の外来診療簿か，他科の入院診療簿か，他科病棟に精神科の入院診療簿をつくるか）　分かりやすい言葉で書く。
⑪向精神薬処方は数日分にとどめ，患者の薬物反応性をみる。記載ミスを防ぐため，向精神薬処方は他科医にまかせず，自分で書く。
⑫病棟の主治医や婦長の人柄，病棟の雰囲気も把握しておく。
⑬次回の診察の約束をする。次回の診察日を患者および病棟スタッフに伝えておく。
⑭緊急時の自分の連絡先も，伝えておく。

第三はリエゾン・サービスの経済的基盤の確立です。熱心なコンサルテーション・リエゾン・サービスも現在の医療制度では診療報酬の適用外で単なるサービス活動になってしまうことも少なくありません。この領域のきちんとした医療点数化が早急に望まれます。精神科医によるコンサルテーション・リエゾン・サービスによって、他科入院中の入院日数、投薬量、検査数が減少し、医療費を節減するのに利点があったことがアメリカでは報告されています。

最近では、総合病院の精神科でも、一般の外来は受けつけずに、コンサルテーション・リエゾン・サービスだけを行っているところも出てきました。これからは、精神症状が出現する前から予防的に診察し、あるいは、身体疾患のために他科に入院しても、ただちに心の問題の相談にものれるようなコンサルテーション・リエゾン・サービス制度の確立が必要になることでしょう。

◆医者が治せる患者は少ない。しかし看護できない患者はいないのである。
◆歩み入る者に、やすらぎを。去り行く人に、しあわせを。
◆正確な診断、最適な治療。

第二十章　大学病院精神科と救急医療

1　大学病院精神科の特徴

大学病院の業務内容は一般の総合病院のそれと本質的な相違はなく、これに医学生および研修医の医学教育が専門的に加わるくらいのものです。

あえて大学病院と一般総合病院との医療内容の相違をあげますと、一般に大学病院の方がスタッフ数が多く、診療規模も大きく、医療器械や設備も充実し、高度医療が行われている場合が多いことです。

2　大学病院精神科と救急医療

次に、救急医療の中での大学病院の特徴を考えてみます。救急医療体制の流れの中での大学病院の役割・位置づけについて、一般の診療科と精神科とでは大きな違いがあります。内科や外科などの場合には、急性腹症や外傷などの救急患者が発生すると、まず最寄りの開業医レベルでプライマリー・ケアが行われ、手におえない重症例が二次、三次救急として大学病院に送られてきます。この流れの中では大学病院はターミナル施設です。ところが精神科救急の場合は、救急医療体制の確立している東京都などの一部の地域を除くと、患者移送の流れはまちまちで、行きあたりばったりといわざるをえないのが現状でしょう。

本来の精神科的プライマリー・ケアが期待される精神科の診療所、クリニックの数はいまだ少なく、また普通の精神病院は交通の便の悪い所にあることが多いため、精神科救急患者が発生すると、まず地域医療の中核となっている大学病院などに相談や連絡が入ることが一般的には多いのです。そして、患者を診察し適当な処置をほどこして帰したり、あるいは入院させるか、満床の際には適当な周辺の精神病院に紹介することになります。すなわち、精神科救急患者についていえば、大学病院がプライマリー・ケアを直接行い、入院を要するケースで大学病院に収容しきれないとなると精神病院に入院を依頼するという、一般診療科の救急患者とは逆方向の流れをとっているわけです。

次に、大学病院精神科の特徴を単科の精神病院と比較してみますと、次のような点があげられます。

〔利　点〕

① 総合病院であるため他科との連携が容易で、とくに身体合併症のある患者のケアがしやすい。また心身症や症状精神病などの患者を診察する機会も多い。

② 医療業務を多くのスタッフで手広く行っており、専門外来の数も多く、軽症から重症までいろいろな種類の精神科患者が来院しやすい。

③ スタッフが多いため、境界パーソナリティ障害や重症神経症、摂食障害などの手のかかる患者を扱いやすい。

④ 通院や入院に対して患者に心理的抵抗が少ない（精神病院への通院や入院を体面上きらう患者や家族は、

現在でも多い)。

⑤ 診断困難例や、特別な検査を必要とする例を扱うのに適している。

⑥ 外国人のケース、医療関係者のケース、社会的地位の高い人のケースなどの「特殊例」を依頼されることが多い。

〔短　所〕

① 一般に病床数が少なく、日頃からほぼ満床状態にあり、緊急入院には応じきれないことが多い。また長期間の入院もさせにくい。

② 開放病棟であることが多く、また看護体制上の問題からも、激しい興奮状態や急性の幻覚妄想状態の患者などは収容しきれない場合が多い。

③ 組織が大きく、各職種間の連携が悪い場合があり、入院や診療にあたって融通性に欠けることがある。

次に、大学病院精神科で行われている救急医療を広義にとらえると、

① 自傷他害の恐れがあり緊急入院を必要とするケース

② 時間外診療

③ 緊急あるいは時間外のコンサルテーション・リエゾン・サービス

④ 電話相談

の四つに分けられます。ここでは、②以下について述べてみます。

まず時間外診療について五つの大学の現状を検討すると、次のような共通傾向が指摘できます。五つの大学とは、日本大学、東邦大学、福岡大学、慈恵医科大学、長崎大学の各病院です。

① 精神科患者の受診者数は救急外来総数の約一％であり、その実数は年々増加傾向にある
② 年齢は二十～三十歳の若年層に多く、性差は認められない
③ 来院時刻は午後から夕刻に多く、深夜から早朝にかけて少ない
④ 症状としては、急性分裂病状態は減少し、不安・焦燥などの神経症様状態を呈するものが増加している
⑤ 緊急入院を必要とするケースは減少し、軽症化傾向にある
⑥ 救急外来を頻繁に受診し、正規の治療ベースにのりにくい「頻回受診者」が問題になっている

次にコンサルテーション・リエゾン・サービスについて、三つの大学の現状を検討してみます。三つの大学とは、筑波大学、福岡大学、防衛医科大学校の病院です。疾患別分類では心因性精神障害と器質性精神障害が圧倒的多数を占めています。心因性精神障害では、神経症、あるいは身体表現障害や急性不安、心因性意識障害が多いのです。器質性精神障害では、せん妄などの意識障害を主訴に依頼されるものが多くなっています。急性に発現したと思われるこれらの精神障害でも、精神科医からみるとじつは誘因や前駆症状が明らかな例が多いのです。したがって、他科医師の精神医学的理解を深めていくようなわれわれ精神科医の日頃の努力も大切であるといえます。

最後の電話相談も最近ではずいぶん多くなってきました。精神科医療の中で重要になりつつあります。相談を受ける医師側としては、電話だけでは対処しきれない緊急受診させるべき症例（自殺企図例、状態急変例、薬の副作用出現例など）を見きわめ、これらについては労を惜しまず、直接診察する姿勢が大切です。

◆1に体力、2に気力、3、4なくて、5に愛想。

第二十一章　老年期の痴呆（その一）

人生八十年時代という高齢化社会を迎えて、実地臨床でも老人患者をみる機会が増えてきました。老人問題は、これからますます大きな社会問題にもなってゆくのではないかと思われます。

簡易生命表（厚生省、一九九一年）によると、日本人の平均寿命は、男性七六・一一歳、女性八二・一一歳で、初めて男性七十六歳代、女性八十二歳代に乗りました。男女差は六・〇〇歳となり、過去最大を記録しています。

日本では男性が一九八六年、女性が一九八五年にアイスランドを抜いて以来、世界一の長寿国になっています。しかも、成人病死亡率の高齢化などの要因により、平均寿命はさらに延びる傾向にあります。

本章では老年精神障害、とくに痴呆についてまとめてみます。痴呆患者は、内科（神経内科、老人内科）や脳神経外科と、精神科との境界領域に存在する患者です。

1　老年精神障害の現状

老年期の精神障害をみた場合、それが痴呆に向かうものか、痴呆に向かわないものかを鑑別することがもっとも基本的な考え方となります。

痴呆に向かうものは、いわゆる老人性痴呆です。その頻度は六十五歳以上の在宅老人で平均すると四～五％に認められ、加齢とともに出現率は増加し、しかも女性に多くなっています（**図1**）。すなわち、六十五歳から六十九歳の層ではわずか一・三％の出現率ですが、八十五歳以上になると約二五％（四人に一人）となります。東京都の六十五歳以上の在宅老人の痴呆出現率は四・五％（一九七三年）であり、その内訳は軽度痴呆が一・五％、中等度痴呆および高度痴呆が三・〇％となっています。痴呆に向かわないものには、うつ病、神経症、幻覚・妄想状態、アルコール依存など、いわゆる機能性精神疾患があり、その頻度は痴呆患者の約半数（二～三％）といわれています。この頻度は高齢になっても増加していきません。痴呆に向かうものと向かわないものとが合併することはあります。

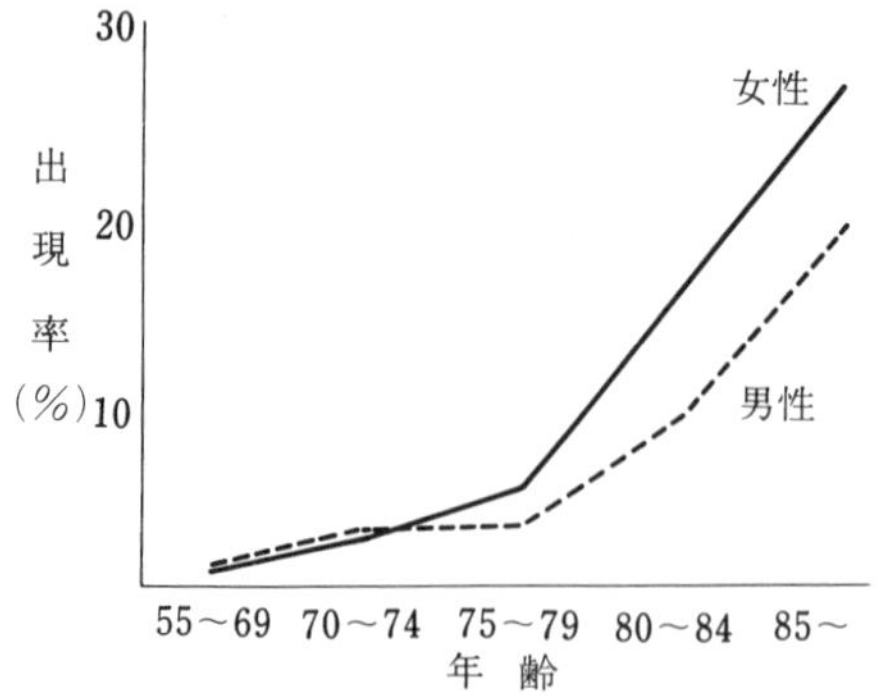

図1　年齢別の痴呆出現率

老年期の精神障害の一般的特徴としては、原因が多元的であること、心身の相関が高いこと、身体疾患を合併しやすいこと、症状が動揺しやすいこと、そして治療上向精神薬に対する忍容性が低いこと、などがあげられます。

2 老年期の痴呆

痴呆とは、一度獲得された知能が、後天的な脳の器質障害の結果、欠損をきたした状態です。よく引用されるＤＳＭ-Ⅲ-Ｒの痴呆の診断基準のエッセンスをあげておきます（**表1**）。ＤＳＭ-Ⅲ-Ｒでは、さらに痴呆の重症度も軽症、中等症、重症と三段階に分けられています。

老年期の痴呆は、脳血管障害性痴呆、アルツハイマー型老年痴呆、その他の痴呆の三つに分けられます。

脳血管障害性痴呆は、脳の神経細胞に酸素や栄養を与えている血管が閉塞し（多発性に脳梗塞を起こして）、痴呆をきたすものです。その病初期には、頭痛、めまい、手足のしびれ感などがあり、脳卒中発作を起こすたびに片麻痺や言語障害をきたしつつ段階的に痴呆の程度が進んでいきます。もし感情失禁が認められれば、まず、この脳血管障害性痴呆と考えてまちがいありません。高血圧の既往が認められることが多く、また夜間せん妄を呈しやすいものです。

他方、アルツハイマー型老年痴呆は、脳の神経細胞が著明な変性と脱落をきたしていくもので、原因は不明です。脳血管障害性痴呆とは異なり、症状は段階的でなく徐々に進行します。次第に物忘れがひどくなり、計算ができなくなったり、時間や場所や名前の見当がつかなくなります。

脳血管障害性痴呆は日本人に、しかも男性に多く、脳機能のよく保たれているところもあります（まだら痴呆）。アルツハイマー型老年痴呆は欧米人に、しかも女性に多く、脳の全般的萎縮を呈するために痴呆も高度になりやすいのです。脳血管障害性痴呆とアルツハイマー型老年痴呆とが合併することもあります（混合型痴呆）。

日本では脳血管障害性痴呆は全痴呆の二分の一を占め、アルツハイマー型老年痴呆は全痴呆の三分の一、この

表1　痴呆の診断基準（DSM-III-R）のエッセンス

A. 短期および長期記憶の障害の証拠が明瞭
短期記憶の障害は，3つのものを5分後に想起することができないことで示される。
長期記憶の障害は，過去の個人的情報や一般知識を想起できないことで示されよう。
B. 以下のうち少なくとも1項目
①抽象的思考の障害。関連ある単語間の類似点や相違点の発見不能，単語や概念の定義づけ，およびそれに類似した課題達成の困難さ，などで示される。
②判断の障害。対人的，家族的，職業的問題や事項を処理するための合理的計画を立てることができないことで示される。
③その他の高次皮質機能の障害。たとえば失語，失行，失認，構成失行，など。
④人格変化。すなわち病前の性格傾向の変化または強調。
C. AおよびBの障害が，仕事，日常の社会活動，または他者との人間関係を著しく障害している。
D. せん妄の経過中ではない。
E. ①または②
①特異的器質性因子の証拠が存在する。
②そのような証拠はないが，器質性因子が病因であるとみなすことができる。

＊痴呆の重症度の基準
軽症：仕事や社会的活動が明らかに障害されているが，独立して生活する能力は残っており充分に身の回りの始末をし，判断も比較的損なわれていない。
中等症：独立して生活することは危険で，かなりの程度，監督が必要である。
重症：日常生活の活動性が非常に障害されており，絶えず監督が必要である。

表2　アルツハイマー型老年痴呆と脳血管障害性痴呆
(大塚俊男の表を改変)

	アルツハイマー型老年痴呆	脳血管障害性痴呆
発病年齢	70歳前後より多い	50歳以後
性　別	女性に多い	男性に多い
人　格	早期より崩れる	比較的よく保たれている
感　情	多幸性，上機嫌	易変性，感情失禁
痴　呆	全般性痴呆	まだら痴呆
神経症状	少ない	あり(錐体路,錐体外路,巣症状)
眼底の動脈硬化所見	なし	みられることが多い
身体的愁訴	なし	あり
経　過	動揺少なく緩徐に増悪	段階的に増悪
病　識	早期から失われる	比較的保たれている

表3　虚血点数（Hachinski ら）

特　徴	点 数	特　徴	点 数
急激に起こる	2	感情失禁	1
段階的悪化	1	高血圧の既往	1
経過の動揺	2	脳卒中の既往	2
夜間せん妄	1	動脈硬化合併の所見	1
人格保持	1	局在性神経症状	2
抑うつ	1	局在性神経徴候	2
身体的訴え	1		

7点以上……脳血管障害性痴呆
4点以下……アルツハイマー型老年痴呆

二者だけで全痴呆の六分の五を占めています。残り一〇%ほどの中にその他の病因によるものが含まれています。しかし、最近では日本でも脳血管障害性痴呆は減りつつあり、アルツハイマー型老年痴呆が増えつつあります。**表2**に、アルツハイマー型老年痴呆と脳血管障害性痴呆との鑑別診断の要点を記してあります。

アルツハイマー型老年痴呆と脳血管障害性痴呆とを簡単に鑑別する有名なスコアに、ハッチンスキー（Hachinski, V. C.）らの ischemic score（虚血点数）があります（**表3**）。これはたとえば、ぼけが急激に起こると二点、段階的悪化ならば一点、経過の動揺があれば二点、などと点数化し、その合計が七点以上は脳血管障害性痴呆、四点以下をアルツハイマー型老年痴呆とするものです。

その他の痴呆には、硬膜下血腫などの脳器質疾患や、甲状腺機能低下症（粘液水腫）などの全身疾患によるものがあります。

したがって、痴呆の存在が明らかになったケースでは、それが何によるものかを検討する必要があります。

3　痴呆の診断

さて、痴呆の存在が疑われる患者には、身体的検索、とくに神経学的診察を必ず施行します。検査としては、一般末梢血検査、肝・腎機能検査に加えて、梅毒血清反応、T_3・T_4値、ビタミンB_{12}と葉酸値の測定、脳波や頭部

表4　5 D's（真性痴呆および仮性痴呆）

Demenz (Dementia)
Depression (Depression)
Delirium (Delirium)
Durchgangssyndrom (Transient Syndrome)
Defektschizophrenie (Residual Type of Schizophrenia)

CT、MRIなどの検査を施行して、診断をさらに確定していきます。心理テストとしてはWAIS（Wechsler Adult Intelligence Scale）、ベンダー・ゲシュタルト・テスト（Bender-Gestalt Test）、コース立方体組合せテストなどを行うこともあります。

とくに臨床上大切なことは、「痴呆に似て非なるもの」すなわち仮性痴呆を、真性の痴呆と誤診しないことです。痴呆と鑑別を要する病態を**表4**に五つのDとしてまとめてあります。

痴呆の状態や程度を知るスケールとしては、国立精研式テスト、改訂長谷川式簡易知能評価スケール（HDS-R）が日本では用いられています。

国立精研式は痴呆のスクリーニングを目的としたものであり、長谷川式は痴呆の程度を調べるものです。（**表5**）。長谷川式の質問は九項目から構成され、満点は三〇点で、二〇点以下は痴呆の疑いがあります。諸外国とくにアメリカでは、Mini-Mental State Examination（MMSE）がよく用いられており（**表6**）、十一問から構成され、満点は三〇点で、二二点以下を痴呆とすることが多いようです。

◆1に健康、2に生きがい、3、4なくて、5にお金。

表5　改訂長谷川式簡易知能評価スケール（HDS-R）

（検査日：　　年　　月　　日）　　　　　　　　　　　　（検査者：　　　　　）

氏名：	生年月日：　　年　　月　　日	年齢：　　　歳	
性別：　男／女	教育年数(年数で記入)：　　年	検査場所	
DIAG：	（備考）		

	質　問　内　容		配　点
1	お年はいくつですか？（2年までの誤差は正解）		0　1
2	今日は何年の何月何日ですか？何曜日ですか？ （年、月、日、曜日が正解でそれぞれ1点ずつ）	年 月 日 曜日	0　1 0　1 0　1 0　1
3	私達が今いるところはどこですか？（自発的に出れば2点、5秒おいて、家ですか？病院ですか？施設ですか？の中から正しい選択をすれば1点）		0　1　2
4	これからいう3つの言葉をいってみて下さい。 後でまた聞きますのでよく覚えておいて下さい。 （以下の系列のいずれか一つを選択し、採用した系列に○印をつけておく） 1：a）桜　b）猫　c）電車　　2：a）梅　b）犬　c）自動車		0　1 0　1 0　1
5	100から7を順番に引いて下さい。（100－7は？、それからまた7を引くと？と質問する。最初の答が不正解の場合、打ち切る）	(93) (86)	0　1 0　1
6	私がこれからいう数字を逆からいって下さい。(6－8－2、3－5－2－9) （3桁逆唱に失敗したら打ち切り）	2-8-6 9-2-5-3	0　1 0　1
7	先ほど覚えてもらった言葉をもう一度いってみて下さい。 （自発的に回答があれば各2点、もし回答がない場合、以下のヒントを与え正解であれば1点）　a）植物　b）動物　c）乗り物		a：0 1 2 b：0 1 2 c：0 1 2
8	これから5つの品物をみせます。それを隠しますので何があったかいって下さい。 （時計、鍵、タバコ、ペン、硬貨など必ず相互に無関係なもの）		0　1　2 3　4　5
9	知っている野菜の名前をできるだけ多くいって下さい。 （答えた野菜の名前を右欄に記入する） （途中で詰まり、約10秒間待ってもでない場合にはそこで打ち切る）　＊0～5までは0点 6＝1点、7＝2点、8＝3点、9＝4点、10＝5点		0　1　2 3　4　5
		合計得点：	

表 6　Mini-Mental State Examination (MMSE)

検査日：昭和　　年　　月　　日　　曜日

検査者：

氏名　　　　　男・女　　生年月日：昭・大・昭　　年　　月　　日生　　歳

	質問内容	回答	得点
1（5点）	今年は何年ですか.	年	
	いまの季節は何ですか.		
	今日は何曜日ですか.	曜日	
	今日は何月何日ですか.	月	
		日	
2（5点）	ここはなに県ですか.	県	
	ここはなに市ですか.	市	
	ここはなに病院ですか.		
	ここは何階ですか.	階	
	ここはなに地方ですか.（例：関東地方）		
3（3点）	物品名3個（相互に無関係） 検者は物の名前を1秒間に1個ずつ言う，その後，被検者に繰り返させる. 正答1個につき1点を与える. 3個すべて言うまで繰り返す（6回まで）. 何回繰り返したかを記せ＿＿回		
4（5点）	100から順に7を引く（5回まで），あるいは「フジノヤマ」を逆唱させる.		
5（3点）	3で提示した物品名を再度復唱させる.		
6（2点）	（時計を見せながら）これは何ですか. （鉛筆を見せながら）これは何ですか.		
7（1点）	次の文章を繰り返す. 「みんなで，力を合わせて綱を引きます」		
8（3点）	（3段階の命令） 「右手にこの紙を持ってください」 「それを半分に折りたたんでください」 「机の上に置いてください」		
9（1点）	（次の文章を読んで，その指示に従ってください） 「眼を閉じなさい」		
10（1点）	（なにか文章を書いてください）		
11（1点）	（次の図形を書いてください）		
		得点合計	

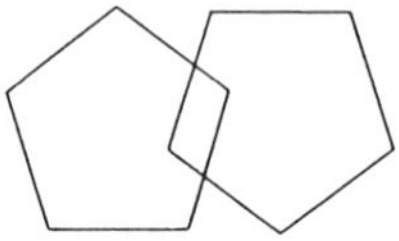

第二十二章　老年期の痴呆（その二）

1　痴呆の治療

痴呆の治療は、まず治療可能なものがあれば、その原因療法を行います。「痴呆」といわれていた患者が家族や周囲の対応の仕方によって、かなり改善することがあります。以前から親しんできた物品を身辺においたり、見当識を正しくするために、現在の時間、場所などを教えます。過度の刺激あるいは孤独な状態におかないようにします。

また、寝たきり状態などにならないように看護しケアしていくことは、何よりも大切です。治療に悲観的になったり、治療的保続症（therapeutic perserveration）に陥らないように注意します。

痴呆患者の精神症状には、不眠、抑うつ、せん妄などがみられ、さらに問題行動としては徘徊、行方不明、盗害妄想・幻視・人物誤認による異常行動、易怒、暴力行為、弄便などの不潔行為、異食などが起こります。これらに対して、なぜ患者がこのような症状を呈しているのか、何らかのサインではないか、とまず考えてみることが大切です。そのためには、患者の過去の生活史（昔の体験）に留意します。**表1**に痴呆患者の問題行動に対す

表1　介護者による対応のポイント

1．気をそらす
2．間をおく
3．付き合ってみる
4．人を換える
5．工夫をする
（飲酒の許可 簡単な仕事 夫婦入院，など）

表2　各問題行動への対応のポイント

せん妄	まず原因療法を 　服用した薬剤 　脱水 　感染症の存在 夜間の良眠を
抑うつ状態，自殺念慮	危険物を取り除く 家族の面会，付き添いを
徘　徊	一緒に付き合ってみる
失　禁	老人の排泄習慣を知る 2時間おきに誘導する トイレの位置に大きい目印を
盗難妄想	一緒に捜してみる 片付ける場所を決めさせる
攻撃的態度・不機嫌	不安・不満・不信を取り除く 攻撃的エネルギーを運動や作業に
異　食	危険な物品は片付ける お菓子と交換する 関心を他に転ずる
性的言動	淋しさ・欲求不満に配慮する 肩を揉む，さする，などのスキンシップ
盗みの問題	周囲の者が貴重品を預ける 本人が気持ちを抑えられなくなれば，看護室へ相談する 盗みの現場で，優しく注意する

表 3　痴呆老人への接し方（室伏君士の表を改変）

1.cure より care を	14.孤独にさせない
2.急激な変化を避ける	15.寝込ませない
3.安心して住めるようにする	16.短時間でも回数の多い接触を
4.受容的に接する。よく耳を傾ける	17.日常生活の基本を訓練する
5.自尊心を尊重する。過去の業績をほめてあげる	18.それぞれの老人のクセや特徴を把握し，対処する
6.老人のペースに合わせる	19.感情の交流をはかる
7.説得よりも納得を	20.規則正しい生活を
8.同じことを繰り返して言う	21.清潔を保つ
9.一度に一つのことを	22.言葉かけや挨拶を
10.老人に理解できる言葉で	23.非言語的コミュニケーションも
11.近くで話す。同じ目線で，はっきりと，ゆっくりと	24.老人の能力に合わせる
	25.禁止事項はなるべく作らない
12.話すだけでなく書いてみる	26.しかし，自己管理も
13.なじみの関係をつくる	27.ご機嫌の良いときに

表 4　老年者に対する向精神薬療法（清水信の表を改変）

I．抗精神病薬（幻覚・妄想，興奮，攻撃，せん妄などに対して）		副作用は過鎮静，錐体外路症状（パーキンソン症状，口部ジスキネジア）
ハロペリドール（セレネース，リントン）	1.5 mg/日	
スルピリド（ドグマチール，アビリット）	150 mg/日	
チアプリド（グラマリール）	150 mg/日	
II．抗不安薬（不安，不穏に対して）		副作用は眠気，ふらつき，倦怠感 ↓ 転倒に注意
クロチアゼパム（リーゼ）	15 mg/日	
オキサゾラム（セレナール）	30 mg/日	
アルプラゾラム（ソラナックス，コンスタン）	1.2 mg/日	
III．睡眠薬（不眠に対して）		副作用は夜間のふらつき，hang-over（持ち越し効果） ↓ 転倒に注意
トリアゾラム（ハルシオン）	0.125 mg/日	
ロルメタゼパム（エバミール）	1 mg/日	
IV．抗うつ薬（抑うつに対して）		副作用は口渇，便秘，尿閉，低血圧，頻脈
塩酸ミアンセリン（テトラミド）	20 mg/日	
塩酸マプロチリン（ルジオミール）	30 mg/日	
塩酸ロフェプラミン（アンプリット）	30 mg/日	

る介護者による対応のポイントをまとめてあります。各問題行動の具体的な対応については**表2**に簡単にまとめました。また、痴呆老人に対する介護者の接し方一般については、室伏君士がまとめたものを筆者が改変しています（**表3**）。

また、精神症状や問題行動に対して対症的に向精神薬も投与します（**表4**）。その際、患者の年齢、全身状態（バイタルサイン）、精神症状を考慮して投与しなければなりませんが、投与量は一般に成人の三分の一程度を目安とします。老人患者では薬物が蓄積されやすいので、精神症状が強い時には多めに投与しても、改善すれば早めに減量する心がまえが大切です（〝初め多めに、早めに減量〟）。

幻覚妄想、興奮、攻撃、せん妄などに対しては抗精神病薬を投与します。以前筆者は、ハロペリドール（セレネース）を頻用していましたが、パーキンソン症状や口部ジスキネジアなどの錐体外路症状を呈しやすいので、最近は、もっぱらチアプリド（グラマリール）を愛用しています。

不安、不穏に対しては抗不安薬を投与しますが、副作用として眠気、ふらつき、倦怠感があるので、転倒・骨折に注意します。筆者はクロチアゼパム（リーゼ）を愛用しています。

不眠には睡眠薬を投与しますが、ふらつきや持ち越し効果がありますので、やはり転倒・骨折に注意します。ベンゾジアゼピン系睡眠薬で、作用時間の短いものを用います。筆者は、老人患者にはロルメタゼパム（エバミール、ロラメット）を愛用しています。

抑うつに対しては抗うつ薬を投与しますが、副作用が少ない第二世代抗うつ薬を投与します。筆者は、ミアンセリン（テトラミド）やマプロチリン（ルジオミール）の眠前一回投与から開始しています。

老人患者には向精神薬のほかに脳機能障害改善薬を併用することがあります。脳機能障害改善薬は、アメリカでは cognitive enhancers と呼ばれており、日本では脳循環改善薬、脳代謝賦活薬、神経伝達調整薬の三種に分

表5　脳機能障害改善薬（佐々木健，藤沢嘉勝の表を改変）

(A) 脳循環改善薬	塩酸フルナリジン（フルナール） ペントキシフィリン（トレンタール） 塩酸ニカルジピン（ペルジピン） 塩酸ジラゼプ（コメリアン） シンナリジン（アプラクタン） 塩酸モキシシリト（モキシール）
(B) 脳代謝賦活薬	イデベノン（アバン） ガンマ・アミノ・ベーターヒドロキシ酪酸（アミノキサン） シチコリン（ニコリン） 幼ウシ血液抽出物質（ソルコセリル） 塩酸メクロフェノキサート（ルシドリール） 塩酸ピリチノール（エンボール）
(A)＋(B) 両方に作用	メシル酸ジヒドロエルゴトキシン（ヒデルギン） プロペントフィリン（ヘキストール） ビンポセチン（カラン） 酒石酸イフェンプロジル（セロクラール） フマル酸ブロビンカミン（サブロミン） マレイン酸シネパジド（ブレンディール） ニセルゴリン（サアミオン）
(C) 神経伝達調整薬	塩酸アマンタジン（シンメトレル） 塩酸ビフェメラン（アルナート，セレポート） 塩酸インデロキサジン（エレン） マレイン酸リスリド（オイナール） 塩酸チアプリド（グラマリール）

類されています（**表5**）。実際には複数の作用を有する薬剤もあります。

2　痴呆の予防

痴呆の予防について述べます。

脳血管障害性痴呆では、脳血管障害をきたすような危険因子を除外していくことが大切となります。すなわち、動脈硬化・高血圧・心疾患の予防として、食塩や脂肪分の摂取をひかえること、肥満に注意すること、適度な運動をすること、ストレスを予防すること、などがあげられます。

アルツハイマー型老年痴呆では、その原因が不明なので予防は困難ですが、心身の一般的健康に留意することが大切でしょう。

その他の痴呆では、たとえば、硬膜下血腫では飲み過ぎや頭部打撲などに注意することになります。また、老人患者では、転倒すると骨折を起こしやすく、そして骨折すると痴呆などの病態を悪化させることが多いので、とくに注意します。

一般的な予防としては、老人の身体面、精神面、社会面に注意を払うことになります。また脳血管障害では、再発予防も大切であり、アセチルサルチル酸（アスピリン）やジピリダモール（ペルサンチン）などが使用されています。

なお、一般に老人患者をみた場合、その家族構造や家族関係（夫婦関係、親子関係）、喪失体験（退職、配偶者の死、住居や役割の変化など）、投与中の薬剤、栄養状態、身体疾患に対する心理的反応、などに留意しながら診察することが大切です。

老人患者では、各科から薬剤が投与され、多剤投与（polypharmacy）、過剰投与（overmedication）に陥っている場合が多いので、注意します。また、老人患者を自宅で介護している家族が疲れすぎないようにつねに留意しておくことも、とても大切なことです。

3　老人施設の種類

外来で、家族において老人患者の在宅ケアに困難が認められるようになれば、医療的な社会資源（相談機関、施設、病院）を紹介していきます。患者の収容については予約待ちであることが多いので、家族にはなるべく早く相談に出かけさせるようにします。

表6　社会福祉施設としての各種老人ホーム

		入居資格	費用負担	入居手続
養護老人ホーム		65歳以上 居宅で養護を受けることが困難な者	負担能力に応じて費用徴収	福祉事務所の決定による
特別養護老人ホーム		65歳以上 常時介護を必要とする者	同上	同上
軽費老人ホーム	A型	60歳以上 居宅で生活することが困難な者	生活費は自己負担	施設長との契約による
	B型	60歳以上 ただし自炊が原則	同上	同上

(1) まず、居住地の市役所の（老人）福祉課などに問い合わせてみます。地域によっては在宅サービスが受けられます。ホームヘルパーや看護婦の訪問看護もあるので活用します。家庭に食事を配送してくれたり、また老人患者を専用バスで送迎して、入浴サービス、ショートステイ、ミドルステイ、デイケア、趣味活動やリハビリテーション（機能回復訓練）などを行っているところがあります。

入浴サービスは、自宅で入浴が困難な老人を移送して入浴介助を行うものです。

ショートステイ、ミドルステイとは、老人を介護している家族が病気や冠婚葬祭などに出席するために介護できない時に、ある期間（ショートステイは一週間前後、ミドルステイは一カ月前後）預かり世話をしてくれるものです。

デイケアでは、老人の好みと体力に応じて、手芸、書道、絵画、陶芸、読書、墨絵、体操、ゲーム、コーラス、レクリエーションなどを行っています。保健所でも老人患者のデイケアを行っているところがあります。

リハビリテーションでは、脳血管障害後遺症や歩行障害などの身体機能障害に対して訓練を行います。

(2) 痴呆があって、しかも身体疾患のある患者では、（大学病院や総合病院を通して）老人病院に入院を紹介します。

(3) 各種の老人ホームに紹介します。

公的補助を受けている老人患者の社会福祉施設には、養護老人ホーム、特別養護老人ホーム、軽費老人ホーム（A型、B型）の三つがあります（**表6**）。

このうち、特別養護老人ホームとは、「原則として六十五歳以上の老人で、身体上または精神上の障害のために常時看護を必要とするものが入所の対象となる施設」です。病院から退院できても、麻痺や失語症のために自宅での生活が困難な老人が入所する施設であり、リハビリ施設や診療所も併設されています。老人ホームの中ではもっとも数が多く、もっとも重要なホームです。

(4) 最近、いわば老人病院と老人ホーム（あるいは自宅）との中間施設として老人保健施設が作られており、また老人性痴呆疾患センターも各県に作られつつあるので、患者と家族に相談に行かせてみます。

(5) とくに精神症状や問題行動が著しい痴呆患者は、一時的には総合病院精神科や精神病院への入院を紹介します。最近は、精神病院でも痴呆病棟を有しているところが増えてきました。

◆いつも心身をベストコンディションにして診療に臨むこと。

第二十三章　老年期の抑うつ（その一）

1　頻度について

老年期の感情障害の中で、もっとも頻度が高く、またもっとも重要な病態は、抑うつ状態です。ブレイザー（Blazer, D.）らは、アメリカの一地域（ノースカロライナ州ダーハム郡）に住む六十五歳以上の一般老人で面接ができた九九七人について調査しています。その結果、明らかな抑うつ症状を呈した抑うつ群の割合は、一四・七％（一四七人）でした。その一四・七％（一四七人）のうち、身体疾患に伴う抑うつ状態が六・五％（六五人）、うつ気分のみを呈したものが四・五％（四五人）、うつ病が三・七％（三七人）となっています。さらに、このうつ病の中では、一次性うつ病（認知障害・思考障害のないもの）が一・八％（一八人）、二次性うつ病（認知障害のあるもの）が一・九％（一九人）です。このようなうつ病を呈した者では、やもめ暮らし、社会資源や経済生活に障害のある人の頻度が高かったと述べています。

イギリスにおける地域老人を対象としたケイ（Kay, D. W. K.）らによる報告でも、抑うつ状態を中心とする感情障害が一四・一％に認められています。

また、わが国では、更井啓介が広島県でうつ性の自己評価尺度を用いた地域調査を行い、七十歳以上の老人で三一%（男性二三・二%、女性三三・九%）に抑うつ状態を見出しています。

以上のことから、一般人口の老人についての抑うつ状態の頻度はおよそ一四〜三一%であり、かなり高いといえます。年齢や調査方法の相違はありますが、わが国は欧米の約二倍の率となっています。

2　鑑別について

老年期の抑うつ状態をみた場合、次のように考えていくと実践的です。

(1)　身体疾患を除外する

身体疾患による症候性の抑うつ状態に留意します。そのうちで、脳器質疾患としては、脳血管障害、パーキンソン症候群などによる抑うつ状態が有名であり、また全身疾患による症候性の抑うつ状態としては、甲状腺機能低下症、糖尿病などによる抑うつ状態に注意します。

脳血管障害などの脳器質障害では、その経過中、約一〇〜三〇%に抑うつ状態を呈するといわれています。パーキンソン症候群にも抑うつ状態が認められ、その出現頻度は他の脳器質疾患と比較して高いことから、身体症状に対する心理的反応という側面だけからでは説明がつきません。パーキンソン症候群に認められる脳内ドーパミンの低下が一部のうつ病にも認められ、また、L-ドーパや三環系抗うつ薬がうつ病にもパーキンソン症候群の無動にも有効な場合があることから、パーキンソン症候群とうつ病との近縁性が考えられています。

筆者は、〝うつ病〟と長い間誤診され治療されてきたパーキンソン症候群の患者を経験しています。また、定年退職後に再就職しましたが、定年前の職業と定年後の職業とがあまりにもかけはなれていたため不適応を起こし、うつ病とパーキンソン症候群とを呈したケースもあります（この例は両者が合併していたケースです）。

(2) 投与されている治療薬に注意する

レセルピン系降圧薬や α-メチルドーパ（アルドメット）、副腎皮質ホルモンなどによる抑うつ状態が有名です。

(3) 精神疾患の中ではうつ病を考える

精神疾患の中では、うつ病、神経症、精神分裂病、薬物依存（離脱時）などが抑うつ状態を呈しますが、これらのなかではもちろん、うつ病において抑うつ状態が最も典型的に認められます。

(4) 状況因性の抑うつ状態に注意する

老年期に抑うつ状態を起こしやすいおもな状況因を、以下に列挙します。

① 健康をめぐる問題：身体疾患が慢性化していることや、なかなか治らないことに悩んで反応性に抑うつ状態になっている老人患者は、コンサルテーション・リエゾン・サービスで、よくみます。知的能力や体力の低下などの老化を自覚して、老いや痴呆や死への不安を訴える老人もいます（寝たきり老人や痴呆老人になるのではないかという不安です）。親しい友人や親戚の者が癌などの病気に罹患すると自分も非常に心気的となり、抑うつ状態に陥る老人も少なくありません。

② 家庭内の問題：配偶者との死別により抑うつ状態に陥ることもよく認められます。その程度は、それまでの夫婦関係のあり方、死別後の本人の家庭生活のあり方などによって異なります。悲哀の程度は、女性よりも男性の方が強いといわれています。女性の場合は、夫に先立たれるのが通常との覚悟がなされているからでしょうか。男性の場合は、妻の死後自分で家事をすることになったりして大変な負担となるわけです（独居老人の問題）。子どもが結婚しても同居しないことが多く（核家族化）、たとえ同居しても家父長

的な態度でいることは困難な時代となっています。そして、嫁姑問題などの対立を招くこともあります。

③ 社会問題：定年退職とそれに続く再就職に関連して、抑うつ状態になることがあります。これは、仕事一筋で生きてきた人が、生きがいを喪失して起こす場合が多いようです。さらに退職後の経済問題（生活上の不安）が関与する抑うつ状態もあります。

3 老年期うつ病

老年期うつ病には、① 老年期に初発したうつ病、② 老年期以前に初発し、老年期に再発したうつ病、の二つがあります。しかし、①の老年期に初発したうつ病かどうかを判定するのは、なかなか困難です。既往の軽症のうつ病や躁病は、見逃される可能性があるからです。①と②の臨床像には、かわりがないとされていますが、その両者を鑑別しておくことは臨床上意味があります。②の再発では、初発時のようすを聞くことによって、今回の病相期間や症状の重症度などを予測することができるからです。

老年期初発のうつ病では、それ以前の年代のうつ病と比較して、内因性および遺伝性の関与は少なく、反応性の要因がより多く関与しているといわれています。すなわち、内因性の要因が希薄なためにそれまで発症せずにすんできた人が、老年期に至り種々の身体的・心理的・状況的要因が加わって発症に至ったと考えられます。

◆批評とは他人をダシにして己れを語ることだ。

（小林秀雄）

第二十四章　老年期の抑うつ（その二）

1　老年期うつ病の特徴

老年期うつ病は若年者のそれと異なるという考えがありましたが、現在は、本質的には差異はないとする考え方が定説になっています。

症候論的にみると老年期うつ病においても、抑うつ気分、精神運動抑制、日内変動、睡眠障害などのうつ病の基本症状が現れますが、以下のような抑うつ状態像の特徴が指摘されています。

(1) 不安・焦燥が強い

一般には精神運動抑制が目立たず不安・焦燥が強い点が、老年期うつ病の特徴としてあげられています。患者は日常的な活動が手につかず、室内や廊下を徘徊し、落ち着かず動き回ります（激越性うつ病）。衝動的に自殺を図る危険性もあります。患者は動き回り、よくしゃべるために、一見うつ病とはみえず、老人患者でうつ病が誤診されやすい理由の一つになっています。

(2) 心気症状を伴いやすい

些細な身体的不調にこだわる傾向が強く認められます。アラーコン（Alarcon, R. de）によると、六十歳以上のうつ病のうち、男性では六五・七%、女性では六二・〇%が心気症状を呈し、その内容は消化器症状に関するものであったといいます。

うつ病の自律神経症状と心気症状とは区別しておきます。すなわち心気症状は、器質的および機能的変化がまったくないにもかかわらず身体症状を訴えるものに、限定しておくべきです。

(3) 妄想を形成しやすい

老年期うつ病では妄想が形成されやすいといわれています。いわゆるうつ病性の三大妄想として貧困妄想、罪業妄想、心気妄想があげられており、とくに貧困妄想が多いようです。これらは、微小妄想として一括されます。老年期うつ病の妄想内容は、患者のおかれている生活状況などから了解しうるものが少なくありません。

貧困妄想ではヤンツァリック（Janzarik, W.）によると、患者の価値志向性が〝所有〟に向かっていて、患者のあり方が Füretwassein（物のための存在）として規定されており、抑うつ状態になると所有がおびやかされて生じるとされています。

心気妄想については、老人患者では関心が自己の健康問題に集中し、これが死に対する不安と重なり、さらに判断力や理解力の低下が加わって、発展するとされます。筆者は、毎日「今日、脈が止まる」と訴え続けた男性患者のケースを経験しています。

罪業妄想は、過去の取るに足らない体験に対して過度に自責的・自己非難的となり、警察に自首したい、家族にも迷惑がかかるなどと執拗に述べたりするものです。

そのほか、被害・関係妄想や嫉妬妄想や虚無妄想などもみられます。

被害・関係妄想としては、知的能力の低下とも関連して盗害妄想を訴えたり、子どもや孫など自分の家族が被害を受けることを心配する人もいます。
嫉妬妄想では、患者は老化や見捨てられ感から猜疑的傾向を深め、ささいな契機から配偶者に対して浮気をしているのではないかと被害的になります。
虚無妄想としては、内臓臓器の存在を否定する否定妄想と、死ぬにも死ねず未来永却に苦しみが続く不死妄想とを呈するコタール（Cotard）症候群が有名です。コタール症候群においては、心気・罪責という微小妄想の方向性と、永遠に死ぬことができないなどという誇大妄想（巨大妄想）の方向性とが併存している点で興味深いものがあります。

表1　うつ病性仮性痴呆と真性痴呆との鑑別

	うつ病性仮性痴呆	真性痴呆
発症の仕方	比較的明瞭	不明瞭
病前性格	メランコリー親和型 執着性格 循環性格	特異的なものはない
精神疾患の既往歴	あり （うつ病，躁病）	なし
質問に対する患者の応対	患者は答えようと努力しない 「わからない」という回答が多い	答えようと努力する 「ニア・ミス」回答が多い 間違った，弁解的，作話的，保続的な回答が多い
神経学的診察	通常は正常	時に異常(失語,失行,失認，歩行・言語障害，など)
神経学的検査（CT，脳波）	通常は正常	通常は異常
抗うつ薬に対する反応性	良好	不良

(4)　仮性痴呆の病像を呈することがある

老年期のうつ病では、一見痴呆のような知的機能や記憶力の低下を呈する場合もあります（仮性痴呆）。うつ病を痴呆と誤診してしまうことは問題なので、注意が必要です。とくに家族から患者がぼけてきたのではないかと報告を受け、医療者側がそれに影響される場合があるので注意します。

うつ病性の仮性痴呆と真性痴呆との鑑別の要点を**表1**に示します。

(5)　意識障害を伴うことが多い

老年期うつ病の約一〇%に、せん妄状態な

どの意識障害がみられるといわれています。一日のうちでも夕方以降に呈しやすいのです。まとまりのない言動を呈し，痴呆と誤診されることもあります。このような意識障害の出現には，身体機能の低下のほかに，使用中の薬剤が原因であることもあります。

(6) 退行症状を呈することがある

一人でいることの淋しさを訴えたり，周囲の者の注意をひいたり，とくに介助を要求するなど退行的となることがあります。病前性格がヒステリー的，自己中心的な人にみられることが多いようです。

以上は，病像についての特徴です。老年期うつ病の病相に関しては，慢性化と遷延化，再発傾向，病相の不安定化などの特徴が指摘されます。

2 老年期うつ病の治療

治療に先立って老人患者では，まず身体状態について十分配慮しておくことが大切です（身体疾患の有無，栄養状態，脱水，バイタルサイン，電解質，血糖など）。

老年期のうつ病性の治療には，うつ病一般にあてはまることと，老年期に特有なことがあります。

(1) 精神療法

第八章にあるうつ病一般の患者および家族に手渡している精神療法的な注意事項を参照して下さい。なかでも老人の場合には自殺に注意します。老人の精神療法ではとくに，受容的・支持的・非指示的な精神療法が中心となります。

また、遷延化を避けるためにも、家庭環境の調整、患者の役割意識の回復、生きがいの確立に心がけます。入院している患者に対しての面接は、短時間にして、むしろ回数を多くする方がよいようです。

(2)　薬物療法

老年期うつ病の患者では、いわゆる第二世代の抗うつ薬を用います。第二世代の抗うつ薬は、第一世代の抗うつ薬よりも効果発現が速く、副作用が少なく、しかも効果は同等であるといわれているからです（第九章の薬物療法の項を参照）。処方内容はできるだけ単純化するなど、服薬のしやすさに考慮します。

食欲不振の強い場合にはスルピリドを、不安・焦燥が強い例では抗不安薬や時には抗精神病薬（チオリダジン、レボメプロマジン）の少量を併用します。不眠にはベンゾジアゼピン系睡眠薬を併用しますが、バルビツレート系睡眠薬はできるだけ避けます。

抗うつ薬に脳代謝賦活薬や脳循環改善薬を併用することもあります。

また、老人患者では心気症状を訴えることから、他科より多種類の薬剤をすでに投与されていることが少なくありません（polypharmacy）。向精神薬なども投与されていることがあるので、重複投与にならないように注意します。

なお、アメリカでは筆者の経験によると、老人患者にも電気ショック療法がよく行われていました。抗うつ薬に反応しない遷延・難治例を対象に、一側性にかけることが多く、しかも麻酔科医がそばについていて呼吸と循環の管理をしていました。

老人患者の看護については一般に、老人の性格特性をよく把握して、個々の患者にそのケアを考えていきます。老人の一般的な性格特性として、①自己中心性（わがまま、頑固）、②猜疑心（邪推、嫉妬、曲解、ひがみ）、③保守性（記憶力の低下、学習力の低下）、④心気性（自己の身体に注意が集中し憂慮する）、⑤愚痴

（現実が認知できず、過去の失敗や不幸を悔やむ）の五点があげられています。そのほか、短気、孤独感、義理堅さなどもあげられましょう。

うつ病の予後良好の要因としては、家族歴にうつ病患者が存在し、抑うつ症状が明瞭で重症であることなどが、また予後不良の要因としては、身体疾患の合併、七十歳以上の高年齢などがあげられています。

◆不滅とは、多くの無名の人々に愛されることだ。

（フロイト）

◆噂をするのは他人だ。私は行動する。

◆自己愛と自己嫌悪のはざまで苛まれる太宰治の姿は、青年の本質である。

（野坂昭如）

第二十五章　登校拒否児の両親に

最近、日本では登校拒否児が急速に増えてきて、社会問題にもなっています。登校拒否児の両親は一般に高学歴者であり、教育熱心な両親であることが多く、それだけに自分自身の子どもに対する悩みと不安は深刻です。登校拒否児を診察した時には、年齢（学年）や状態によって異なりますが、まず精神分裂病やうつ病などの精神病を除外しておく必要があります。

ここでは、筆者が登校拒否児の両親から相談を受けた時に両親に伝えている事項を、まとめておきます。**表1**は、筆者が外来を受診した両親に手渡している表です。すぐ役に立つ、このような実践的なまとめは意外にも少ないようです。

これらの事項は不登校の初期（急性期）に有効です。いわば、両親があせっている場合に両親に伝える精神療法の第一歩であり、両親の気持を落ち着かせることによって子どもの心を安定させようとするものです。というのも、登校を拒否する子どもが病院に相談に来てくれることは稀だからであり、またそれを強制するようなこともしないからです。じつは、両親の方が疲れきっていることが多いのです。表の順序で説明していきます。

① 少なくとも初期には、登校刺激を与えないこと

表1　登校拒否児の両親への11カ条

①	登校刺激を与えないこと
②	できるだけ子どもの良い面をみて，ほめてあげること
③	子どもの言動の背景にある気持ちをくみ取るようにすること
④	子どもを自分とは異なる一個の人格であると思うこと
⑤	親としての責任を果たしていれば，決定は子ども自身に任せること
⑥	人の長い一生の中には必ず挫折する時期があるものと考えること
⑦	学校の先生とは規則的によく連絡をとっておくこと
⑧	現状以上に問題を広げないように，悪くしないようにすること
⑨	子どもに対する両親自身の心配や怒りの感情をよく自覚し，それらを子どもに直接ぶつけないように心がけること
⑩	長い目でみれば，必ず良くなるので，決して焦らないこと
⑪	子どもの登校拒否という現象を，家庭や夫婦関係を見つめ直す良い機会であると考えること

両親は子どもに対し感情的・攻撃的になっていて「学校へ行け！」と強要していることが多いからです。不登校の初期には、子どもを「そっとしておく」ことです。「学校には行っても行かなくてもよいのだ」と、学校に対するこだわりをまず両親に捨てさせるようにします（両親にとっては、とてもつらいことですが）。

② できるだけ子どもの良い面をみて、ほめてあげること

両親は子どものネガティヴな面ばかりが目についていて、批判的・否定的になっていることが多いからです。子どもを信じ、子どものポジティヴな面をみてあげて、登校しなくても「たかが学校」と両親は開き直っていることです。しかし、「たかが学校、されど学校」。このような両親のつらい気持への配慮が治療者には必要です。

③ 子どもの言動の背景にある気持ちを理解し、気持ちをくみ取るようにすること

両親は子どもの言動をまともに受けとめ、精神的に動揺していることが多いので、子どもの発する言動をそのまま受けとらないように伝え、冷静に対応するように指示します。家庭内暴力は、家族の対応の仕方によって生じることがあるのです。

④ 子どもを自分とは異なる別の一個の人格であると思うこと

「子どもは両親の思うようにはいかないのが普通である」と考え直すことです。子どもに対し、心理的に少し距

離をとるように心がけ、離れて見守るようにします。「自分が子どもの時には××であったので、子どもも××だろう」とは考えないことです。

⑤ 親としての責任を十分に果たしていれば、あとの決定は子ども自身に任せること

親が子どものために準備し、登校へのお膳立てはしてあげられても、実際に行くのは子どもなので、子どもを信頼し、子どもに任せるつもりでいることです。そして、登校に限らず、すべての生活面についてできるだけ子どもに任せて、その自主性の発達を待つようにします。登校拒否児の両親は、子どもに対して、過保護、過干渉、支配的であり、子どもに任せられない人が多いものです。

⑥ 人の長い一生の中には必ず挫折する時期があるものと思い、それが只今来ただけなのだと考えること

そう考えると親は気持ちが落ち着くものです。また、そう考えないと親としては、とても不安でやっていけないことでしょう。

⑦ 学校の先生とは規則的によく連絡をとっておくこと

出席日数や進級・進学のことなどについて、担任の先生や学級主任と両親はよく相談しておくようにします。学校側に、不登校者の気持ちについて理解に乏しい人が少なくないのは困ったことです。教師の質にはバラツキが大きく相当ひどい教師もおり、また対応の悪い学校もあります。「学校へつれてこないと困る」「こうなったのは家庭に問題があるからで、学校には責任がない」「精神科医は、すぐ学校へ行かせなくてもいいというから困る」などと思い込んでいる教師もいるのです。

⑧ 現状以上に問題を広げないように、悪くしないようにすること

何でもプラスに考えるようにして、問題をこれ以上悪化させたり、こじらせたりしないようにします。「本人の成長のためには、こういう時期が必要なのである」と思うことです。

⑨ 子どもに対する両親自身の心配、不安、怒り、憎しみの感情をよく自覚し、それらを直接子どもにぶつけないように心がけること

子どものために両親が苦しんでいるのはよくわかりますが、子どもに対しては「忍耐」と「愛情」が大切です。子育ては忍耐であり、教育は愛情なのです。

⑩ 長い目でみれば、必ず良くなるので、決して焦らないこと

「子どもは子どもの人生を」と考えて、両親は気持ちのゆとりを持って子どもに接することが大切です。「子どもを信じて待つ」という、両親の「心の余裕」が重要なのです。

⑪ 子どもの登校拒否という現象を、家庭や夫婦関係を見つめ直す良い機会であると考えること

両親は、子どもの登校拒否について、「お前の教育が悪いからだ」などとお互いに責任のなすり合いをしていることが多いものです。夫婦関係の平和・改善が、家庭の基本であると思うことです。

子どもの登校拒否を契機に、家庭内や自分の子どもへの接し方を見直すようにします。そして、両親が親として、人間として成長する、絶好のチャンスであると考えてみるようにします。

治療者としては、まず母親をサポートします。来院してくるのは母親であることが多く、母親が不登校の子どもと一日中一緒にいることが多いからです。さらに、父親をサポートします。そして父親が母親をサポートしてくれるように働きかけ、母親が感情的にならずに落ち着いて子どもと接することができるようにしていきます。とまどいや過剰な心配はあっても、教育熱心な両親が多いので、彼らを責めたり、彼らの子育ての仕方を非難したりすることは、治療的ではありません。両親は、自分たちが行なってきた子育てについて自信欠乏や、申しわけないという罪悪感を抱いていることが多いのです。彼らをサポートし、そうすることによって子どもをサポー

トしていかなければならないわけです。

さて、両親の気持ちが落ち着き、子どもの心が安定してくれれば、登校の機会を捉えて、少しずつ登校に向けて働きかけるようにします。登校をしやすいような条件や雰囲気を整えていきます。この時期になれば、友人からの電話、手紙、訪問などによる接触も、有効になります。

◆子ども叱るな来た道じゃもの、年寄り笑うな行く道じゃ。

◆子どもとお金は、有っても苦労、無くても苦労。

◆ほめる時はみんなの前で、しかる時は陰でこっそりと。

◆人生は問題解決の連続である。

第二十六章　トランス文化精神医学

1　トランス文化精神医学とは

トランス文化精神医学（transcultural psychiatry）とは、カナダのウィットカワー（Wittkower, E.D.）が一九五九年に初めて提唱した概念です。彼は文化精神医学との関連から、次のように述べました。「文化精神医学（cultural psychiatry）という用語は、特定の文化単位の範囲内で、しかもその文化的環境との関連において、精神病の頻度、病因論、疾病分類論、あるいは精神病患者の治療やアフターケアを研究する領域をさす。人間行動およびその関連領域を、対照的な文化のあいだで比較するならば、研究者の視点はもっと広がる。このアプローチは、単一の文化の境界を越えているので、トランス文化精神医学とよぶ。」さらに一九六九年に彼は、トランス文化精神医学を「少なくとも二つ以上の文化圏のあいだの精神医学的諸観察の比較研究」と規定しています。

その後、このようなウィットカワーの論述に対して〝トランス（横断、超越）〟という接頭辞に独自の意味づけを与え、新たな概念規定が行われてきました。それは、文化と精神障害との関連をとらえていくのですが（図

1)、文化による差異を明らかにするにとどまらず、そのような差異をもとに一般化・標準化を企てようとします。たとえば、精神分裂病の比較研究についていうと、世界のそれぞれの国の研究者たちは違った文化や精神医学の伝統をもっていて症状のとらえ方や解釈が異なり、症状の出方にも文化による違いがありますが、精神分裂病は世界共通のものであるとの認識のうえで（あるいは、精神分裂病は世界共通の基盤があるとの考えのうえ

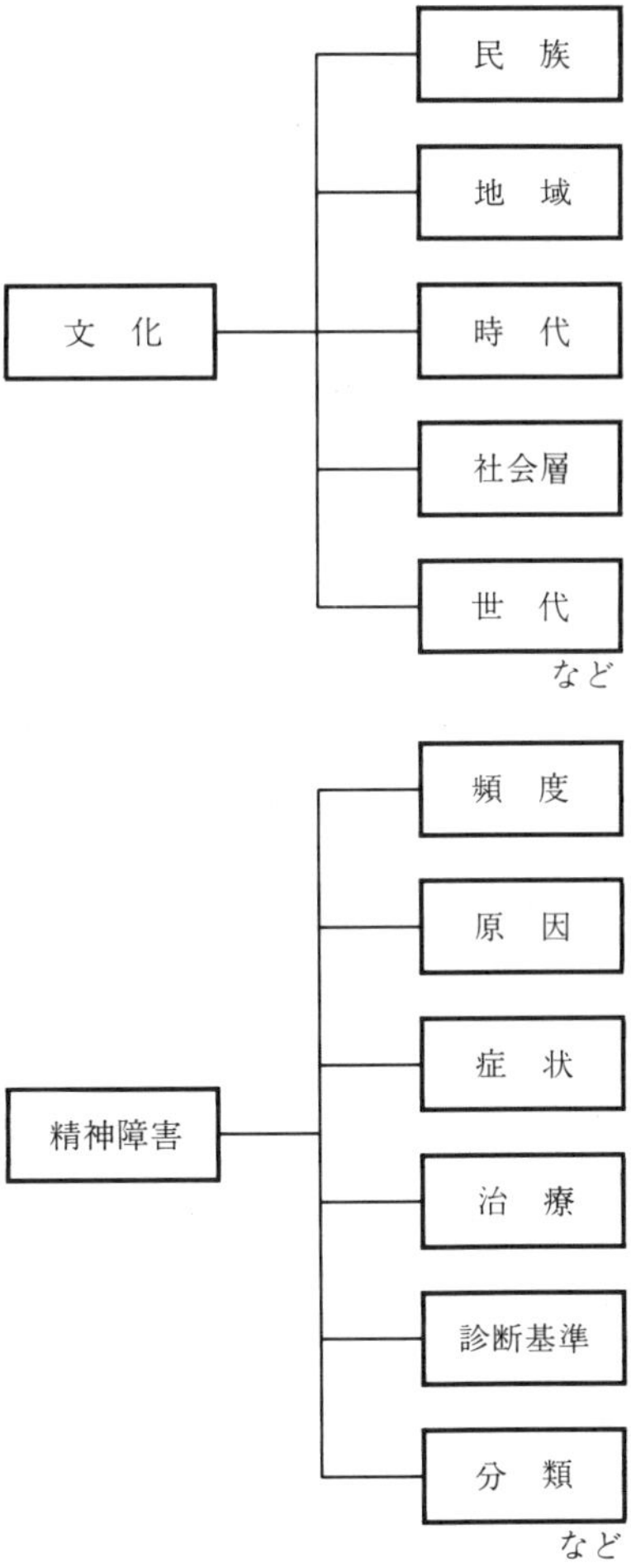

図1　文化と精神障害との関連因子

で）、一般化・標準化を試みます。そのために病識とはなにか、感情鈍麻とはなにかなどに同一性を求めていきます。

トランス文化精神医学においては、未開発とか発展途上の民族というとらえ方で高い文化から低い文化をみるのではなく、独自の文化があり、おのおの文化が独自の変化を示すという視点に立っています。つまり、支配する民族と支配される民族を比較してどれだけ遅れているかというものでもなければ、またスタンダード文化・スタンダード精神医学というものをおいてみるのでもありません。欧米圏における精神医学的現象とまったく対

等・相対的に比較していくのです。
〝transcultural psychiatry〟は〝比較文化精神医学〟と訳されたこともありましたが、いま述べたような意味で、ここでは〝トランス文化精神医学〟としました。

2 歴史と変遷

表1 トランス文化精神医学の代表的業績（日本）

①木村敏による日本人とドイツ人のうつ病の比較研究
②森田神経質，対人恐怖に関する研究
③イムや憑依症候群についての研究

トランス文化精神医学の概念は、精神医学体系の樹立者クレペリンが初めて唱えた〝比較精神医学（comparative psychiatry）〟に、その端緒をさかのぼります。クレペリンは一九〇四年の同名の論文において、特殊な民族における特殊な精神障害（マレーシアのアモクとラター）を記載し、これとヨーロッパの精神障害とを比較検討しました。

一方、これとは別に、一九二〇年代後半から主としてアメリカで精神障害と文化との関連に関心がもたれ、〝文化精神医学（cultural psychiatry）〟が唱えられます。そこでは、文化人類学者と精神科医との共同体制があり、またアメリカは生活習慣や宗教・道徳を異にする先住民・移民の集合体であるという歴史的背景がありました。その後さらに、この文化精神医学は、種々の異文化における精神障害の頻度や原因などを文化的背景との関連において比較・対照しようとする〝クロス文化精神医学（crosscultural psychiatry）〟へと発展したのでした。

しかしながら、クレペリンの比較精神医学はヨーロッパ文化中心主義に基づいた見方であり、またクロス文化精神医学は統計学的方法によるもので、疫学（疾患の頻度の調査・研究）の域を出ませんでした。このような特定の文化を基準にしたり、差異を追求することだけへの不満から、一九六〇年ごろよりトランス文化精神医学が唱えられるようになったのです。

これまでのトランス文化精神医学における国際的研究としては、〝精神分裂病の診断・発病・経過に関する国際比較研究〟をあげることができます。そこでは、文化を越えて共通する症状や、診断基準を規定する要因などを明らかにしようとしています。

日本の代表的業績を**表1**にあげました。表の①では、同一研究者が比較研究することによって診断基準の不統一という障壁が除かれる利点があり、②では、文化的背景が個人の精神病理に及ぼす病因論的および病像形成論的影響についての考察がなされ、③は後述する文化結合症候群です。②の中の森田神経質とは、森田正馬が、神経質という性格特徴を基盤にして症状形成される神経症を森田神経質(症)と呼びました。ⓐ普通神経質、ⓑ強迫観念症、ⓒ発作性神経症の三型に分類されます。ⓐは心気症、ⓑは強迫神経症および恐怖症、ⓒは不安神経症に相当します。神経質の性格特徴として、内向性、心配性、完全主義の三つがあげられています。

表2　疾病性と事例性

	精神医学的	社会文化的
A	正　常	異　常
B	異　常	正　常
C	異　常	異　常
	↑ 〈疾病性〉	↑ 〈事例性〉

3　事例性について

ここで、社会文化的状況と精神障害とを論じるさいに役立つ〝事例性〟の概念にも触れておきます（**表2**）。〝事例性〟とは〝疾病性〟に対する用語で、いずれも加藤正明が提案した言葉です。疾病性（illness）が医学的疾病概念による評価をさすのに対して、事例性（caseness）は、患者が、なぜ、いつ、どこで、だれによって事例（ケース）とみなされたかという諸要因を総合的にさします。すなわち、事例性とは単純にいうと〝そのケースがなぜケースとして浮かび上がってきたのか〟ということです。表のAとCには事例性がありますが、Bの場合は事例性としては取り上げられないことになります。慢性の精神分裂病患者が農村や離島で適応した生活を送っている場合は、Bに該当します。精神障害を社会的視点からとらえるとき、〝いかなる社会や文化が、どのような条件で精神障害を規定しているのか〟ということが問題となり、〝事例性〟の概念が重要になってくるわけです。

◆よく聞く、よく見る、よく考える。

◆言われないでする人　上の人なり
言われてする人　中の人なり
言われてもしない人　下の人なり
（江戸時代、作者不詳）

◆未だ生を知らず、
いずくんぞ死を知らんや。
（『論語』）

◆死生命あり、富貴天にあり。
（『論語』）

第二十七章　文化結合症候群

1　文化結合症候群とは

文化結合症候群（culture-bound syndrome）とは、特定地域においてみられる特殊な精神障害の総称で、その形式と頻度が文化的因子によって決定されているものをさします。これはヤップ（Yap,P.M.）が一九六四年に提唱した概念で、文化依存症候群と訳されることもあります。文化結合離人症候群（culture-bound depersonalization syndrome）、文化結合反応性症候群（culture-bound reactive syndrome）、文化拘束障害（culture-bound disorder）、文化特異性症候群（culture-specific syndrome）などもほぼ同義の用語です。

文化結合症候群に関する記述と紹介を最初に行ったのは、やはりクレペリンでした。彼は「比較精神医学」というタイトルの論文の中で、マレーシアに特有とされるアモクとラターも病因ないし病態のうえでは特殊なものではなく、クレペリン精神医学体系の中に包括されうるものであることを強調しました。

その後、このような病態が文化と関連してとらえられるようになったのは、一九六〇年代になってからです。キーフ（Kiev, A.）やヤップによっておもに非ヨーロッパ文化圏における比較精神医学的調査がなされ、今日広く知られている文化結合症候群の多くが報告されたのです。

2　種類と実例

ヤップの著書「比較精神医学」（一九七四年）の中にある文化結合症候群の分類を**図1**に抜粋し、その種類を列記しました。またとくに有名な代表例については**表1**に取り上げてあります。表のラターの説明欄にあるように、類似の病態が地域によって異なる名称で呼ばれている場合もあります。

文化結合症候群の病態として共通しているのは、急性の発作状態という点です。疾病分類上、伝統的には心因

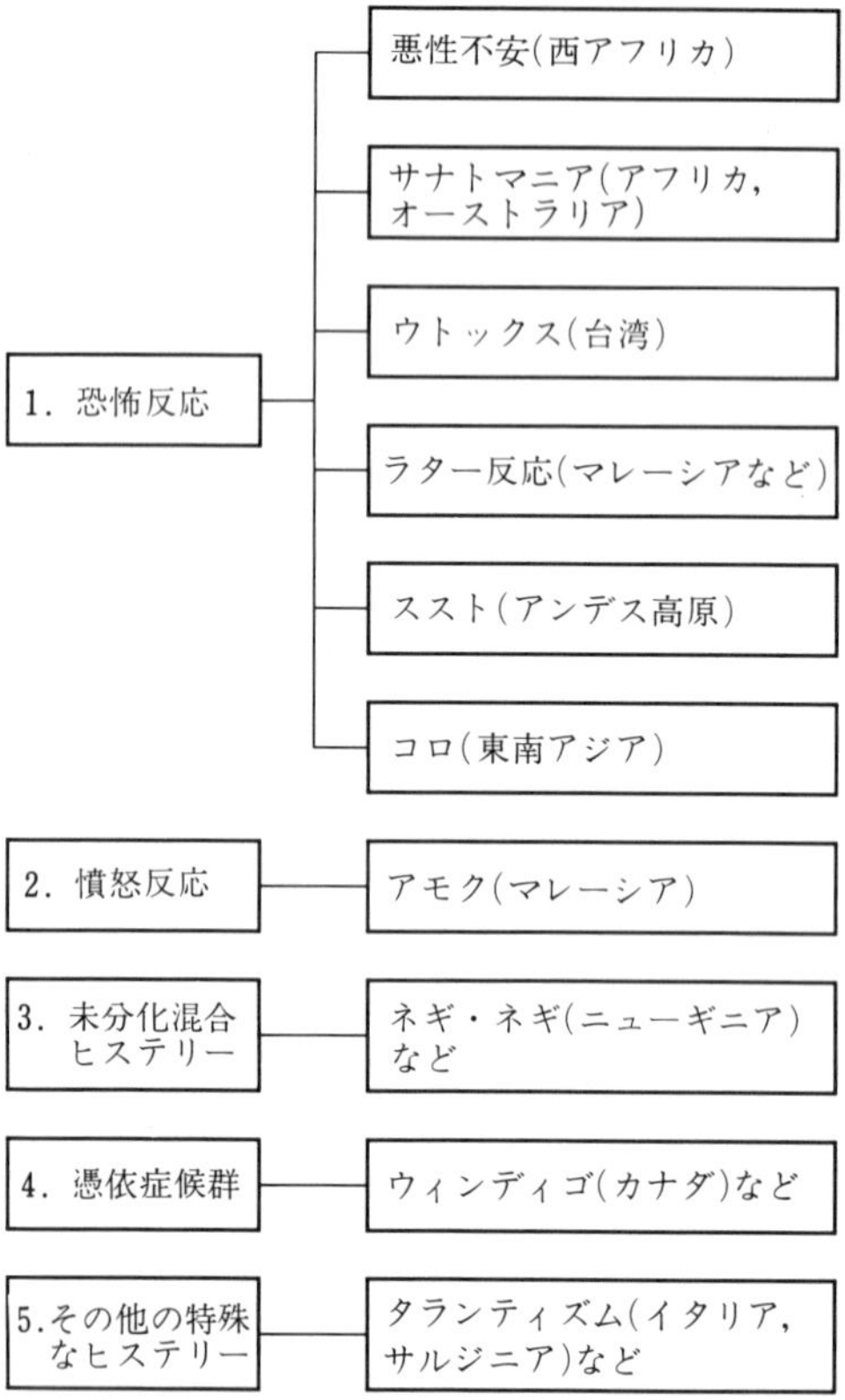

図1　文化結合症候群の種類（ヤップ，1974）

表1　文化結合症候群の代表例

名　称	地　域	病　態	説　明
コロ (koro)	東南アジア マレーシア 中国南部 インドシナなど	患者は男性に限られる。陰茎が腹の中に引っこんでいき，ついには死亡するという急性の妄想的不安発作。患者は陰茎を糸で結んで引っ張ったりする。ときには数日の経過で実際に死亡することもある。	エディプス葛藤に基づく去勢恐怖や，自慰の罪悪感と結びついて生じる不安状態である。一般に未熟で不安になりやすい人が，急激な驚愕にさらされて発症することが多い。
アモク (amok)	マレーシア	患者は男性に多い。昏迷状態，軽うつ状態などに引き続いて，突発的に周囲の人々に対して狂暴な攻撃を加える。刃物をふりかざして殺人を行う例もある。また自殺を決行することもある。	1904年にクレペリンが報告したが，今日ではほとんど消滅したとされている。
ラター (lata)	マレーシア	反響言語，反響動作，命令自動，興奮状態，汚言，被暗示性亢進などを呈す。言語的刺激（たとえば動物の名）やそばにいる人の思いがけない動作によって，発作が触発される。	エスキモーのピブロクトやアイヌのイムも，類似のもので，ラター反応として総称されることもある。
ピブロクト (piblokto)	北極圏	エスキモーにみられ，たいてい女性である。1～2時間持続し，健忘を残す。泣き叫んだり，破衣行為がみられる。動物や鳥の鳴き声をまね，雪の上に身を投げ出したり，氷の上を走りまわったりする。	エスキモーは，悪霊と関係していると考えて，発作中の人には触れたがらない。
ウィンディゴ (windigo)	カナダ	クリー，オジブワ，ソルトウのインディアン諸族にみられ，男性に多い。抑うつ，食欲不振，悪心などに続いて自閉的となり，人を食べたいという思いにふけり，やがて急に狂暴になって，人に襲いかかって殺し，その肉をむさぼり食うようになる。	ウィンディゴは人間を食べる巨大な怪物と信じられていて，患者はその精霊が乗り移ったと感じ，周囲の人々もそう考えた。患者は人食いをはじめる前に殺されることが多かった，という。

反応やヒステリーのカテゴリーに入れられる傾向にあります。

今日、特殊な文化あるいは固有の文化に現代文化が進入してきて、世界的には文化結合症候群は減少しつつあるといえます。

3 日本の文化結合症候群

これには、イムと憑依症候群があげられます。

イムは、アイヌ民族の主として成人女性にみられ、ある種の刺激に対して反射的に生ずる驚愕反応であり、刺激によって容易に反応が再現されます。そのような刺激としては、アイヌ民族の間ではタブー視されていた蛇を意味する〝トッコニ〟という言葉や、加持祈禱などがあります。症状としては、驚愕、運動爆発（叫び声をあげて打ちかかってきたり、一目散に逃げだしたりする）、反響症状（周囲の動作・言語・音響をそのまままねる）、命令自動（命令に自動的に従う）、あるいは反対動作（命令と反対の動作をする）など、特有なものがみられます。一過性の発作状態なので、一定期間持続したのち、正常に戻ります。マレーシアのラターと類似しています。

一方、憑依症候群とは、動物や神が人にとりつく、あるいは乗り移ることによって生ずる病態で、憑依妄想（ものが憑いているという確信）、精神運動興奮、幻覚（憑いたものが見えたり感じられたりする）、人格変換（動物や神になったかのようにふるまう）、意識混濁、被暗示性亢進などの症状が認められます。〝憑きもの〟としては、〝狐憑き〟や〝犬神憑き〟などの動物霊が多く、そのほかに神霊、人間霊（死霊、生霊）などがあり、なにに憑かれるか、どの症状が優位か、などによってさまざまな形態をとります。加持祈禱を契機として憑依症候群を呈した場合は、祈禱性精神病と呼ばれています。祈禱性精神病は、第十一章でも触れましたが、森田正馬が一九一五年に提唱した名称で、森田は「加持祈禱もしくはこれに類似した事情から起こって、人格変換、宗教妄想、憑依妄想などを発し、数日から数ヵ月にわたって経過する特殊の病症」と述べています。

憑依症候群の患者には、今日でも遭遇します。治療を受けずに放置されると、自傷、他傷さらに殺人にも及ぶ場合があります。急性錯乱状態の場合には入院の適応となります。二人、三人と複数の人々に感応される場合もあります。急性期初期には向精神薬などによって鎮静をはかり、落ち着いてきてから徐々に、精神療法によって発病に至るまでの諸問題（患者の性格や状況など）についての洞察を深めていきます。通常、予後は良好であり、短いもので数日、長くても数ヵ月の経過で軽快していきます。精神分裂病などの基礎疾患があって憑依症候群を呈する場合もありますが、そのような場合には基礎疾患の治療を行うことになります。

◆僕が死を考えるのは生きるためなのだ。
（マルロー）

◆人間の存在の根底に痛みがある。
（ハイデッガー）

第二十八章　診断書の書き方

診断書の発行は、医療と社会との接点になるものです。われわれ医師は、診断書の交付義務と、他方で診療上得た患者の秘密（プライバシー）を守る義務との両方を負わされています。

診断書を書くとき、筆者はまず既発行の診断書や証明書の有無を確かめ、もしあればそれに合わせて書くようにしています。初めて記載する場合には、5W-1Hに注意を払います。すなわち、どこに(where)、何のために(why)、提出するかによって、誰について(who)、いつ(when)、何を(what)、どのように(how) 書くかが異なってくるからです。

どこに(where) には、職場、学校、役所、保険会社などがあり、何のために(why) には、病気欠勤、休職、休学、復職、金銭支給、税金対策などの目的が考えられます。

何を(what) を書くかについては、「否定的な診断書」と「肯定的な診断書」とがあります。「精神健康の証明書」や「精神鑑定」を希望する患者、すなわち「精神的に正常である」「精神病はない」という「否定的な診断書」を要求してくる患者への対応は、慎重にすべきであることはいうまでもありません。もし、これを本格的に行なうとすれば、精神鑑定書なみの作業となることでしょう。かつて、自動車運転免許証の発行に際し「精神健康の証明書」が要求された時代があって、精神科医の論議をよんだことがありました。ここでは普通にみられる「肯定的な診断書」記載の場合を考えてみます。

1　何を書くか

これには、具体的に「精神科診断名」と「内容」とがあります。

精神科診断名について問題となるのは、たとえば、精神分裂病あるいはうつ病と書いたときの「影響」です。それを患者自身と家族がどのように受けとめ、さらに、提出先の学校や職場サイドがどのように受けとめ、その結果患者がどのように扱われることになるかです。むずかしいのは、同じ診断名でも受けとり手によって、その受けとり方が異なる点であり、それが予測しがたいことです。そして現状はまだ、たとえば「精神分裂病は重く、神経症は軽い」などという一般的偏見がある以上、筆者は「精神分裂病」との事実を書く必要はないと考えています。うつ病が精神病の範疇に入れられているのも困ったことだ、と考えさせられることも少なくありません。

そもそも精神科診断名というものは、一般に、その用途により使い分けられてよいのではないでしょうか。「保険用診断名」、「研究用診断名」、「統計用診断名」と同じように、「診断書用診断名」があってよいでしょう。すなわち、筆者は、診断書の病名に精神分裂病あるいはうつ病と記載せずに、抑うつ状態、軽うつ状態、神経衰弱状態、睡眠障害、不眠症などと主として状態名を記したり、あるいは心因反応、自律神経失調症などと書いています。

診断書で大切な点は診断名よりも、じつは「一カ月間の休養加療が必要である」とか「入院加療中であることを証明する」などの内容の方なのです。筆者は、「診断書は診断名よりも内容が大切」と割り切っています。そのような意味でも、真の病名は書かないで「診断書用診断名」を用いています。

2　どのように書くか

どのように、あるいは、どのような立場で書くかについては、診断書の性格にもよりますが、原則は患者と家族の立場で書きます。

診断書については、筆者は患者や家族を前にして、彼らに診断名や内容を確認しつつ書いています。その意味で、診断書は患者と筆者との「妥協の産物」といえるものが多く、はじめに述べた診断書の交付義務と患者の守秘義務に関していえば、守秘義務を優先させている場合が多いのです。

患者の要望に沿って書く診断書のことを「お好み診断書」（Gefälligkeitszeugnis）と呼ぶようですが、たとえば診断書を利用して休みたがっていることがみえすいているような患者に対しては、診断書の発行を断ります。しかし、そうではなくて、提出先と正当な目的とが明瞭な場合には、患者サイドにたって書きます。診断書にウソを書いてはなりませんが、しかし、本当のことを（すべて）書く必要もなく、患者サイドで書いてよいと考えています。

ところで、この「どのような立場で書くか」については、今後増えるであろう産業精神科医はこれから厳しい立場におかれることになるのではないか、と思います。すなわち、会社サイドに立つのか、あるいは患者サイドに立つのかと。はたして、会社サイドの患者の停職やクビ切りに産業医が利用されないでしょうか。誠意のない職場サイドの責任逃れや責任転嫁に、医師の診断書が利用されてはたまりません。

これを防ぐには、産業精神科医は職場の精神衛生や精神疾患の予防あるいは初診に専念し、むずかしい患者の治療やフォロー・アップは会社とはニュートラルな関係にある外部の医師に委ねる方が賢明であるといえます。そして復職などの判定は、精神科医のほかに会社の健康管理医や人事担当者などからなる委員会において合議制によって決めていく方がよいと思うのです。

3 書式について

診断書の用紙には、患者の氏名、年齢、生年月日、住所、病名、発行年月日、科名、医師名(印)などの欄がすでに刷り込んであることが少なくありません。内容が大切なので、患者のためには病名や科名の欄は省いておいてくれたら、と思うことがあります。また、証明書などの類で、何のためにここまで書く必要があるのかと首をかしげたくなるほど、たくさんの欄が印刷されているものがあります。印刷されていると、われわれはそのすべての欄の空白を埋めなければならない気持ちにさせられます。内容が大切だと考えれば、そしてまた患者についての守秘義務からいっても、書類はもっと簡略化すべきでしょう。

4 実際に困った例

筆者が診断書の記載で困った例は、患者が医療関係者の場合でした。

医師が精神分裂病圏の精神障害者となり、筆者の関係する精神病院に入院してきました。患者の勤務先病院では本人に困っていてクビにしたがっており、一方患者自身にも病院をクビにされる不安、精神分裂病ではないかという不安，医師としての資格を失うのではないかという不安がすこぶる強かったケースです。結局，診断書には精神科診断名はいっさい記さずに合併した身体疾患名のみを記して，その場をしのぎました。この時入院した病院名が精神科を示唆するような名称でなかった点は助かりました。もし患者の勤務先病院から病状問い合わせがくれば困ったことでしょう。幸い，問い合わせはきませんでしたが，くれば「文面に書いてある以上のことは，お答えできません」と返答するしかありませんでした。

なお，好訴的な親で，学校に対する賠償問題がからみ，それまで発行されたいろいろな医師による患児の診断書をすべてコピーして保存していたことがあり，「うっかり診断書は書けないものだなあ」と痛感したこともあります。

また，困った例ではありませんが，やはり医療関係者で国立病院の精神科看護婦がうつ病になったとき，本人自身が「抑うつ状態」という診断名では気にし，「軽うつ状態」で納得してくれたケースがありました。「軽うつ」という微妙なニュアンスの大切さを知ったことでした。

さて，繰り返しになりますが，診断書の診断名と内容のうち，大切なのは内容です。われわれは診断名にこだわりすぎていないでしょうか。内容が実利的なものであり，診断名は便宜的なものにすぎません。診断名については，患者に提出先（where）と目的（why）をきいて，筆者は主として状態像診断名を書いています。絶対に虚偽の診断名を書いてはなりませんが，真の診断名を書く必要もあるまいと考えています。

証明書の類の書式欄は，なるべく簡略化するように改めてほしいと願っています。

第二十九章　向精神薬療法の実際

1　向精神薬とは

向精神薬とは精神に作用する薬物の総称です。向精神薬は**表1**のようにその標的症状（target symptoms）によって分類されています。向精神薬療法は対症療法ですが，表1の右欄には主として使われる病名もあげておきました。表にはありませんが，抑うつにも躁に対しても，また治療ばかりではなく，その予防にも使用されるmood-stabilizers（気分安定薬）があります。その代表的薬剤は，炭酸リチウム（リーマス）のほかは，カルバマゼピン（テグレトール），バルプロ酸ナトリウム（デパケン），クロナゼパム（リボトリール）などの抗てんかん薬です。

なお，筆者は外来診療では，これらの向精神薬をやや少なめに処方しますが，さらに別に頓用の薬も処方して持参させるようにしています（不安時，不穏時，不眠時など）。それで，なんとか入院させずにすみ，危機的状況をしのいでいる場合が少なくないのです。

表1　向精神薬（psychotropic drugs）

向精神薬	標的症状	病　名
1)抗精神病薬（antipsychotics）	幻覚・妄想・興奮・錯乱	精神分裂病
2)抗うつ薬（antidepressants）	抑うつ	うつ病
3)抗躁薬（antimanic drugs）	躁	躁病
4)抗不安薬（anti-anxiety drugs）	不安・緊張	神経症，心身症
5)睡眠薬（hypnotics）	不眠	不眠症
6)精神刺激薬（psychostimulants）	過眠	ナルコレプシー
7)抗てんかん薬（antiepileptics）	けいれん発作	てんかん
8)鎮静薬（sedatives）		
9)その他（抗酒薬,抗パーキンソン薬, cognitive enhancers）		

2　抗不安薬（その一）

抗不安薬とは

抗不安薬は、従来、マイナー・トランキライザー（穏和精神安定剤）と呼ばれていたものです。

トランキライザーとは、意識や運動、知覚機能に著明な影響を及ぼすことなしに独特の静穏作用を示し、大量に用いてもバルビツレート系化合物を代表とする睡眠麻酔薬とは異なり、深い睡眠や麻酔などを起こすことがないという特徴をもつ薬剤の総称です。マイナー・トランキライザーという名称はメジャー・トランキライザー（強力精神安定剤）と対をなして用いられてきました。しかし、マイナー・トランキライザーを大量に用いればメジャー・トランキライザーと同様の効力を示すというわけではありません。そこで、最近ではマイナー・トランキライザーは抗不安薬、メジャー・トランキライザーは抗精神病薬と呼称されることが一般的になっています。

抗不安薬は、化学構造から分類されていますが、もっとも多く使用されているのはベンゾジアゼピン系誘導体とチエノジアゼピン系誘導体です。ベンゾジアゼピン系誘導体とは**図1**のような七員環構造を有し、一部が隣接するベンゼン核となっているものです。チエノジアゼピン系誘導体も構造上ベンゾジアゼピン系誘導体と類似しているため、ベンゾジアゼピン系誘導体に含めて論じられることもあります。

現在、日本では十七種類のベンゾジアゼピン系誘導体と、二種類のチエノジアゼピン系誘導体（クロチアゼパム、エチゾラム）が発売されています。計十九種類です。

抗不安薬の作用

抗不安薬には、次のような六つの作用がありうると考えておくと、実用的です。

① 抗不安作用
② 睡眠・鎮静作用
③ 抗けいれん作用
④ 筋弛緩作用
⑤ 自律神経調整作用
⑥ 抗うつ作用

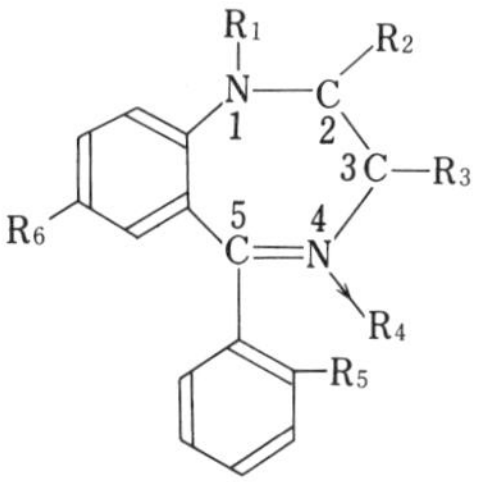

図1　ベンゾジアゼピン系誘導体の基本構造

すなわち、抗不安薬はいくつかの副作用を逆手にとって、巧みにそれらを作用として活用しているともいえます。

抗不安薬は大脳辺縁系（海馬、扁桃核など）に選択的に作用して、抗不安作用を呈するとされています。新皮質、視床下部、網様体には通常量ではほとんど作用しません。そして、その作用機序としては、ベンゾジアゼピン受容体がＧＡＢＡ受容体と密接にリンクしているため、ＧＡＢＡの作用を増強することにより抗不安作用を示すと考えられます。

表2に、抗不安作用の弱い方から順にベンゾジアゼピン系誘導体とチエノジアゼピン系誘導体とを並べておきました。

これらのうち、血中半減期の長さについていうと、オキサゼパム（ハイロング）とロラゼパム（ワイパックス）はグルクロン酸抱合されて代謝され、活性の代謝産物はなくて半減期が短く、他方、フルトプラゼパム（レスタス）やエチルロフラゼペート（メイラックス）は半減期が長く、一日一回投与が可能です。ロラゼパム（ワイパックス）は、肝障害や腎障害のある患者にも使いやすいものです。また半減期の長いものは、一日一回の摂取ですむので、仕事をしている患者などには服用しやすいとの利点があります。

アルプラゾラム（コンスタン、ソラナックス）やエチゾラム（デパス）などのトリアゾロ環をもつベンゾジアゼピン系誘導体には抗うつ効果もあるといわれています。

なお、日本でもっとも売上げ高の大きい抗不安薬はエチゾラム（デパス）であり、米国ではアルプラゾラム（コンスタン、ソラナックス）です。

抗不安薬の適応

抗不安薬の標的症状としては、不安、イライラ、緊張、焦燥、睡眠障害、抑うつがあげられます。

また、抗不安薬が適応となりうる病名には、

①神経症
②心身症的病態
③自律神経失調症
④けいれん発作、てんかん重積発作
⑤アルコール依存症の離脱症状
⑥麻酔前投薬
⑦肩凝り、筋緊張症、筋肉痛

表2　抗不安薬の種類（上島国利，1988．一部変更）

	一般名	商品名	会社名	1日使用量	発売年
抗不安作用の弱い薬剤	oxazepam	ハイロング	萬有	20～40 mg	1967
	oxazolam	セレナール	三共	30～60 mg	1970
	clotiazepam	リーゼ	吉富	15～30 mg	1978
	tofisopam	グランダキシン	持田	150 mg	1986
抗不安作用の中等度の薬剤	chlordiazepoxide	コントール	武田	20～60 mg	1961
		バランス	山之内		
	medazepam	ノブリウム	日本ロシュ	10～30 mg	1971
		レスミット	塩野義		
	flutazolam	コレミナール	三井	12 mg	1984
	diazepam	セルシン	武田	4～20 mg	1964
		ホリゾン	山之内		
	fludiazepam	エリスパン	住友	0.75 mg	1980
	prazepam	セダプラン	興和	10～20 mg	1980
	dipotassium clorazepate	メンドン	大日本	15～30 mg	1979
	mexazolam	メレックス	三共	1.5～3 mg	1983
	ethyl loflazepate	メイラックス	明治	2～4 mg	1988
	alpazolam	コンスタン	武田	1.2～2.4 mg	1984
		ソラナックス	アップジョン		
抗不安作用の強い薬剤	cloxazolam	セパゾン	三共	3～12 mg	1973
		エナデール	台糖ファイザー		
	bromazepam	レキソタン	エーザイ	6～15 mg	1976
	lorazepam	ワイパックス	山之内	1～3 mg	1977
	etizolam	デパス	吉富	1.5～3 mg	1983
	flutoprazepam	レスタス	萬有	2～4 mg	1986

⑧ 不眠症

があります。その他、精神疾患としては、うつ病、精神分裂病などに対しても、抗うつ薬や抗精神病薬と併用して抗不安薬が投与されることもあります。

適応の病名から、精神科以外の診療科としては、内科、心療内科、神経内科、整形外科などの外科領域でも使用されていることがうなずけましょう。不眠の訴えに対して、眠前に睡眠薬と抗不安薬を併用するのもよい処方内容です。

3 抗不安薬（その二）

処方の際に

表3は、ベンゾジアゼピン系抗不安薬を抗不安作用の強弱（縦軸）と作用時間の長短（横軸）とを基準に、四グループに分類した野村純一の表です。

強弱はジアゼパムを基準に、また作用時間は半減期が三〇時間よりも長いか短いかを基準にして分類されています。四グループの中の代表的で使い慣れたものを使用されるとよいでしょう。たとえば、抗不安作用が弱くて作用時間の短いものとしてはクロチアゼパム（リーゼ）、抗不安作用が強くて作用時間の短いものとしてはロラゼパム（ワイパックス）やエチゾラム（デパス）、抗不安作用が弱くて作用時間の長いものとしてはオキサゾラム（セレナール）、抗不安作用が強くて作用時間の長いものとしてはクロキサゾラム（セパゾン、エナデール）やエチルロフラゼペート（メイラックス）といったぐあいです。

抗不安薬の使用量は、不安症状の程度、患者の年齢や身体条件によって必要最低量を考え、その投与効果や副作用をみます。薬効には個人差がある点に注意します。

老人患者では、代謝が遅延しているので作用時間の短い薬剤を選びます。

一週間投与して効果がなければ、量を増やすか抗不安薬の種類を変えることになります。抗不安薬は抗うつ薬と異なり即効性があり、しかも使用初期に効果が大きいからです（初期効果）。急を要する場合は静注をします（ジアゼパムなど）。この場合急速に投与し過ぎて呼吸障害に陥らないように注意します。ジアゼパム（セルシン、ホリゾン）には一管五ミリグラムと一〇ミリグラムとがあります。

抗不安薬の副作用として一般に最も多いのは眠気であり、次にふらつき、倦怠感です。抗不安薬の使用が禁忌な疾患は、重症筋無力症と急性狭隅角緑内障ですが、心、肝、腎、脳に障害がある場合や高齢者、衰弱患者に対しては慎重に投与することが指示されています。

抗うつ薬や抗精神病薬に見られるような抗コリン系副作用（口渇、便秘）は認められません。

他科医のために

前述したように、抗不安薬は精神科以外の他科領域でもよく使われています。他科領域では、抗不安薬は以下の①〜④の点でとくに有用であるといえましょう。

① 治療関係の形成：すなわち、不安や緊張を抗不安薬で早期に緩和することによって、良好な医師・患者関係を築く契機となります。

② 不安に基づく身体症状の改善：**表4**参照。とくに心身症といわれている病態に有効です。

③ 身体疾患への好影響：身体疾患に伴う不安症状にもしばしば有効です。身体疾患に伴う不安には、身体疾患自体による不安（症候性）と身体疾患に罹患したための不安（反応性、心理的）とがあります。身体疾患に伴う不安を軽減することによって、身体疾患自体の経過にも良い影響をもたらすことがあります。

④ 身体疾患の主治療剤の減量：抗不安薬を併用することによって、鎮痛薬や筋弛緩薬などの減量が可能となることがあります。

次に、抗不安薬と、とくに内科薬との併用上の注意点について述べます。抗潰瘍薬のシメチジン（タガメット）は抗不安薬の血中濃度を上昇させるといわれており、またアルコールとの同時摂取やバルビツレート系化合物との併用も作用を増強させるといわれています。逆に、制酸剤との併用は制酸剤が胃液の pH を上げるために

表 3　ベンゾジアゼピン系抗不安薬の抗不安作用と作用時間（野村純一，1986．一部変更）

		作用時間	
		短〜中	長
抗不安作用	弱〜中	oxazepam（ハイロング） flutazolam（コレミナール） clotiazepam（リーゼ） tofisopam（グランダキシン）	chlordiazepoxide（コントール，バランス） oxazolam（セレナール） medazepam（ノブリウム，レスミット） dipotassium clorazepate（メンドン） fludiazepam（エリスパン） prazepam（セダプラン） mexazolam（メレックス）
	強	bromazepam（レキソタン） lorazepam（ワイパックス） alprazolam（ソラナックス，コンスタン） etizolam（デパス）	diazepam（セルシン，ホリゾン） cloxazolam（セパゾン，エナデール） ethyl loflazepate（メイラックス） flutoprazepam（レスタス）

分類基準 { 作用時間：半減期 30 時間
強　　弱：ジアゼパム

表 4　不安の身体症状（渡辺昌祐，1989）

心臓血管系	胃腸系	神経系
頻　脈	口　渇	緊張性頭痛
胸部痛	嚥下困難	かすみ目
動　悸	食欲不振	耳鳴り
脈拍数減少	悪　心	発　汗
紅　潮	腹部痛	振せん
失　神	下　痢	瞳孔拡大
呼吸系	泌尿系	筋骨格系
ため息	頻　尿	疼　痛
息苦しさ	排尿困難	歯ぎしり
あくび	性機能障害	筋肉のけいれん
呼吸困難		

抗不安薬の吸収障害を起こし、またニコチン（タバコ）は抗不安薬の代謝を促進させ、いずれも作用を抑制することになります。

注意したい点は、向精神薬に対して不安や恐怖感を抱いている患者は多く、指示通りに服用していない人がかなり存在することです（drug compliance, 服薬遵守性の問題）。

反対に、抗不安薬が長期に漫然と投与される点についても注意したいものです。症状が改善してくれば常に減量をするように心掛けます。長期服用者については、時に投与を中断してようすをみます。

また抗不安薬については他科ですでに処方されていることが少なくないので、処方前に重複投与にならないかどうかを確認する心づもりも大切です。

処方前には、患者が自動車の運転や危険な機械の操作に従事していないかどうかにも注意を払います。

妊娠・出産との関係

次に、女性の妊娠・出産と抗不安薬の服用について触れておきます。まず第一は催奇形性の問題ですが、常用量の投与ならば、まず問題はないといえましょう。しかし、妊娠初期の三カ月間は、できるだけ控えた方がよいことは当然です。

第二は妊婦が抗不安薬を服用していて、その新生児に及ぼす影響についてです。抗不安薬は胎盤を通過するため、妊娠後期に服用すると、floppy infant あるいは sleeping baby が生まれる危険性があります。しかし筆者の経験では、エコーで胎動を観察でき、ようすがわかるために、問題となったケースはありませんでした。

第三は出産後の授乳の問題です。抗不安薬は母乳中に移行します。そのため、産婦人科医はブロモクリプチン（パーロデル）によって母乳をとめて、人工栄養にしてしまうことが多いようです。

4　不眠症と睡眠薬

不眠症について

不眠症の患者に対しては、まずその原因を考えてそれを取り除くように配慮します。たとえば、高齢者に多くみられる夜間排尿による不眠症ならば、夕方以降の摂水制限と口渇に対する含嗽とを勧めてみる、などです。疼痛、かゆみ、呼吸困難から不眠を訴えたケースもあります。次に、不眠症が精神疾患の初期症状や、あるいは身体疾患のはじまりによるものではないかに注意します。

さらに、次のような不眠症の種類をよく聞いてみます。

入眠障害　寝つきが悪いもの。一般に入眠に三十分以上を要する場合です。神経症性の不眠症者に多くみられます。

熟眠障害　眠りが浅くなり（浅眠）、夜中に何回も覚醒し（中途覚醒）、あるいは熟眠感がないもの（熟眠感欠如）。夜間に二回以上、覚醒する場合を中途覚醒としています。

早朝覚醒　朝早く目覚めるもの。午前五時以前に目ざめ、以後眠れない場合です。老人型不眠の一つの特色として知られていますが、うつ病の場合にもよくみられます。

多　夢　夢を多くみるもの。恐い夢、嫌な内容の夢を訴えます。

このような不眠症の種類を考え、かつ睡眠薬の作用時間を考慮に入れて、投与すべき睡眠薬の種類を決定することになります。

なお、不眠症の持続期間別の分類としては、以下のものがあります。

一過性不眠　一～七日程度の不眠です。急性のストレス、環境の変化、入院時、手術前後、交代勤務(shift-workers)、時差症候群（jet-lag syndrome）などによるものです。

短期不眠　三週間以内のもの。家庭、仕事などの比較的長く続くストレスによります。

長期不眠　三週間以上持続するもの。精神疾患、内科疾患などによります。いわゆる不眠症も、ここに入れられます。

一般に、一過性不眠と短期不眠の患者は内科や心療内科を、長期不眠の患者は精神科を受診していることが多いのではないでしょうか。

睡眠薬の処方の際に

表5は、作用時間の長さによる睡眠薬の分類を示したものです。原則として入眠障害の患者には超短時間作用型や短時間作用型を、熟眠障害や多夢には中間作用型を、早朝覚醒には長時間作用型の睡眠薬を投与することになります。

表には十一個の睡眠薬をあげてありますが、このうちゾピクロン（アモバン）のみが非ベンゾジアゼピン系睡眠薬です。一番上のフルラゼパムはアメリカでもっとも多く処方されている睡眠薬です。中間作用型のニトラゼラム（ベンザリン、ネルボン）は、日本で最初に導入されたベンゾジアゼピン系睡眠薬です。一番下のトリアゾラム（ハルシオン）は、現在でも最も短い作用時間の睡眠薬です。

このように睡眠薬としては、現在ベンゾジアゼピン系睡眠薬がおもに使用されています。非ベンゾジアゼピン系睡眠薬としては、アモバルビタール（イソミタール）などのバルビツレート系化合物や、ブロムワレリル尿素(ブロバリン)、ペルラピン（ヒプノジン）などの非バルビツレート系化合物があります。バルビツレート系化合物は、耐性が形成され依存症に陥りやすく、離脱症状が出現しやすく、また常用量と致死量との幅が狭いなど安

表 5　作用時間によるベンゾジアゼピン系およびその類似化合物睡眠薬の分類（粥川裕平，1989．一部変更）

	一般名	商品名	血中濃度半減期（含活性代謝物）
長時間作用型	フルラゼパム	ダルメート ベノジール インスミン	65 時間（47〜100）
	ハロキサゾラム	ソメリン	85 時間（42〜123）
中間作用型	ニトラゼパム	ベンザリン ネルボン	28 時間（18〜38）
	エスタゾラム	ユーロジン	24 時間（19〜29）
	フルニトラゼパム	ロヒプノール サイレース	9 〜25 時間
	ニメタゼパム	エリミン	21 時間
短時間作用型	リルマザホン	リスミー	10.5 時間
	ロルメタゼパム	エバミール ロラメット	10 時間
	ブロチゾラム	レンドルミン	7 時間
超短時間作用型	ゾピクロン	アモバン	4.4 時間
	トリアゾラム	ハルシオン	3.9 時間

全性にも問題があるので，筆者はなるべく使用しないようにしています。

しかし，賞用されるベンゾジアゼピン系睡眠薬にも，以下のような問題点はあります。

持ち越し効果（hangover）　翌朝まで睡眠効果が持ち越すものです。とくに代謝と排泄機能が低下している高齢者や身体疾患患者に生じやすく，また長時間作用型のもので注意します。

反跳性不眠（rebound insomnia）　突然服用を中止すると，服薬を開始する以前よりも眠れなくなる現象です。血中濃度半減期の短いものに起きやすいのです。

記憶障害と健忘（drug-induced amnesia）　もっとも多い例は，服薬就眠後何かの用で起こされた時の言動について記憶が翌朝全くないものです。フルニトラゼパム（サイレース，ロヒプノール）やトリアゾラム（ハルシオン）などで生じたことが注目されました。

依存性と離脱症状　薬物依存性とは、(a) 服薬時の体験(多幸感など)、(b) 耐薬性(効き目が悪くなる)、(c) 用量増加、(d) 継続服用欲求、(e) 投与中止後の精神・身体症状(離脱症状) によって評価されます。一般に血中濃度半減期が短い睡眠薬ほど離脱症状が生じやすく、しかも離脱症状が重篤になる傾向があります。したがって、血中濃度半減期の短い睡眠薬を中止する場合には、半減期の長いものに置き換えてから行う方法もあります。

一般に不眠症は、向精神薬に反応しやすい病態であり、患者からも「お蔭様でよく眠れるようになりました」と感謝されることの多い病態です。以前よりも睡眠薬の種類が増えてきた現況では、患者の不眠症のようすや特徴をよく把握し、その上での合理的な投与が望まれます。

5　抗うつ薬（その一）

はじめに

抗うつ薬は、以前は三環系抗うつ薬（tricyclic antidepressants）とモノアミン酸化酵素阻害薬（monoamine oxidase inhibitors, MAO阻害薬）とに二大別されていましたが、MAO阻害薬は現在ヒドラジン誘導体のサフラジンしか発売されておらず、ほとんど使用されていないのが現状です。

これまでの三環系抗うつ薬には、抗コリン性の副作用が強く（口渇、便秘、起立性低血圧、排尿障害、瞳孔調節障害、頻脈など）、効果発現に時間がかかり（一～二週間ほど）、しかも効果よりも副作用の方が早く出現する、などの問題点があって、新しい抗うつ薬が求められてきました。

一九七〇年代以降に登場してきた新しい抗うつ薬は、年代的にみて第二世代の抗うつ薬と呼ばれています。これには、新しい三環系抗うつ薬のほかに、四環系、二環系などの非三環系抗うつ薬や、薬理学的に従来のものとは作用が異なる非定型抗うつ薬が含まれています。これら新しい抗うつ薬の特徴としては、従来の抗うつ薬と比べ、

① 効果は、まさるとも劣らないこと
② 種々のタイプのうつ状態や抑うつ症状に奏効する、幅広いスペクトラムを有していること
③ 副作用が少ないこと
④ 即効性があること
⑤ 薬理作用がより選択的であること
⑥ 一日一回投与が可能であること

などがあげられます。

日本で市販された最近の抗うつ薬には、構造上、三環系抗うつ薬（ロフェプラミン、アモキサピン、ドスレピン）と、四環系抗うつ薬（マプロチリン、ミアンセリン、セチプチリン）、二環系抗うつ薬（トラゾドン）とがあります。

ちなみに、うつ状態に抗精神病薬としてはスルピリドが頻用され、抗不安薬としてはアルプラゾラム、エチゾラムが使われることがあります。

最近では、三環系抗うつ薬よりも非三環系抗うつ薬が第一選択薬になりつつあります。

作用機序

ＭＡＯ阻害薬は、神経終末の貯臓部位（シナップス小胞）から遊出したモノアミンの分解を阻害し、そのため

シナップス後部の受容体部位が大量のモノアミンで満たされる結果、抗うつ効果が出現すると考えられています。

三環系抗うつ薬は、シナップス間隙に放出されたモノアミンのシナップス前部（pre-synaptic membrane）への再取込み（re-uptake）を阻害し、シナップス間隙におけるモノアミン濃度を上昇させます。（monoamine re-uptake inhibitors, ＭＡＲＩ）。モノアミンのうちでは、セロトニン、ノルアドレナリンの再吸収を阻害しますが、ドーパミンの再吸収は一般的には阻害しません。

イミプラミン、クロミプラミン、アミトリプチリンのような三級アミンは主としてセロトニンの再取込みを阻害し、デジプラミン、ノルトリプチリンのような脱メチル化した二級アミンは主としてノルアドレナリンの再取込みを阻害します。

しかし、このようなシナップス前部への再取り込みの阻害ではなく、最近ではシナップス後部の受容体に対する作用を重視する見解もあります。

ＭＡＲＩではモノアミンはすぐ増えるはずなのに、実際の抗うつ薬の効果発現には一週間から二週間の投薬期間がかかるとの矛盾があります。その理由として、down regulation という説明がなされています。これは、うつ病ではモノアミンのシナップス後部の受容体（β-受容体）の感受性亢進と数の増加が認められており、抗うつ薬の作用機序として、これらを低下させるというものです。down regulation を生ずるために必要な抗うつ薬の投与期間と、うつ病患者の治療効果出現に要する投薬期間とが比較的一致することから、脚光を浴びたのでした。

副作用、注意

抗うつ薬の副作用としては、

①自律神経系症状（抗コリン系副作用）：口渇、便秘、麻痺性イレウス、視力調節障害、羞明、眼圧亢進、排尿困難、尿閉、心悸亢進、頻脈、不整脈、心電図変化（T波の異常など）、めまい感、起立性低血圧、発汗

②精神症状ないし中枢神経系症状：不眠、眠気、ふらつき、頭痛、全身倦怠、せん妄、幻覚、錯乱、躁転、精神分裂病症状の活性化、微細振戦、けいれん発作、四肢知覚異常

③その他の症状：肝障害、血液障害、静脈血栓、催奇形性、抗利尿ホルモン分泌異常

なお、抗うつ薬の禁忌としては、本剤への過敏症、緑内障、心筋梗塞回復初期の患者があげられています。慎重に投与した方がよい場合は、排尿困難、眼圧亢進、心疾患、甲状腺機能亢進症、けいれん性疾患またはその既往歴のある患者であり、また小児、高齢者、妊婦、精神分裂病患者などです。

処方に際して

抗うつ薬の処方に際しては、意欲亢進、気分明朗、鎮静・不安解消の三要素でシェーマ化しているキールホルツの図を参照するのも一法です（**図2**）。キールホルツの図では、上にある抗うつ薬ほど鎮静作用が強く、中央が気分明朗化作用、下へ行くほど意欲亢進作用が強くなっています。臨床症状に応じてこの図から抗うつ薬の種類を決定することになります。

筆者自身は最近は、中央にあるマプロチリン（ルジオミール）をまずうつ病の第一選択薬として使うことが多くなってきました。入院となれば、クロミプラン（アナフラニール）の点滴をよく施行しています。

そのほか、うつ気分の強いうつ病にはアミトリプチリン、精神運動抑制症状の強いうつ病にはイミプラミン、また食欲不振の強いうつ病にはスルピリド、不安の強いうつ病には抗不安薬との併用療法、不眠の強いうつ病には眠剤との併用療法を考えます。

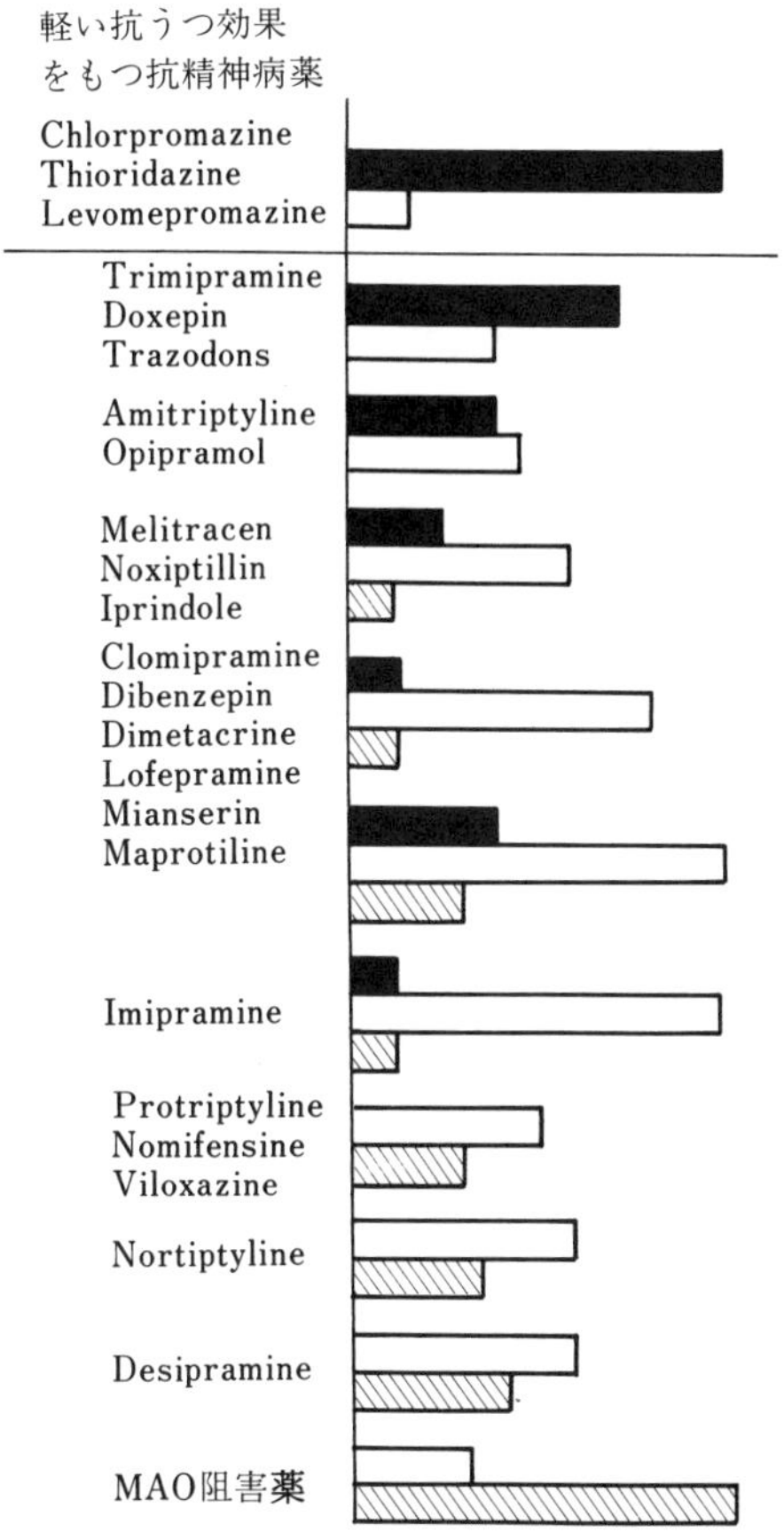

図2　抗うつ作用薬の効果スペクトル
(Kielholz, P.，1981)
意欲亢進作用
気分明朗化作用
鎮静・不安解消作用

6　抗うつ薬（その二）

日本で市販されている抗うつ薬を巻末の付録3で表にして、あげてあります。表には、(4)ＭＡＯ阻害薬と、(5)中枢刺激薬も取り上げましたが、抗うつ薬としては、臨床的にはほとんど使用されていません。

抗うつ薬には、一〇ミリグラム錠と二五ミリグラム錠とがあるものが多いようです。

よく使われる薬剤

新しい第二世代の抗うつ薬を中心に、うつ病やうつ状態によく使われる薬剤をまとめて説明しておきましょう。

(1) 三環系抗うつ薬

ロフェプラミン（アンプリット）　三環系構造の側鎖に、もう一つ環状構造を有していますが、三環系抗うつ薬として分類されています。副作用が少なく、外来患者や老人患者にも使用しやすいものです。抑うつ気分や意欲減退などの改善にすぐれているとされていますが、効果はマイルドです。

・処方例：アンプリット（一〇ミリグラム錠）

　一日三錠、分三、食後。

　これで改善しなければ、倍量にするか、二五ミリグラム錠を使用します。

：アンプリット（一〇ミリグラム錠）

　一日六錠、分三、食後。

：アンプリット（二五ミリグラム錠）

　一日三錠、分三、食後。

アモキサピン（アモキサン）　前出のロフェプラミンと似て、三環系構造の側鎖に、もう一つ環状構造を有していますが、やはり三環系抗うつ薬として分類されています。この側鎖部分の改善により、副作用を軽減させたものとされています。即効性のある抗うつ薬ですが、比較的短期間のうちに耐性ができて効かなくなる可能性があります。したがって、治療の導入によい抗うつ薬です。イミプラミンとアミトリプチリンとの中間程度の特徴を有し、うつ病の抑制症状にも有効です。化学構造の関係から、抗精神病作用も有しますので、妄想などを呈するうつ病に投与してみます。

　副作用としては、抗コリン性副作用は軽いのですが、錐体外路症状（パーキンソン症候群、アカシジア、ジストニア、遅発性ジスキネジア、など）が発現することがあり、またけいれん発作も誘発することがあるので、注意が必要です。

・処方例：アモキサン（一〇ミリグラムカプセル、二五ミリグラムカプセル）

一日三カプセル、分三、食後。

ドスレピン（プロチアデン）　アミトリプチリンと同程度の抗うつ効果を有し、すみやかな抗不安効果もあわせもっていて、抗コリン性副作用はアミトリプチリンより少ないものです。すなわちアミトリプチリンは用量が増大するとともに副作用も増えていくのに対し、ドスレピンでは副作用発現頻度に著変がみられないといわれています。剤型は、現在のところ二五ミリグラムカプセル一種類のみです。

・処方例：プロチアデン（二五ミリグラムカプセル）

一日三カプセル、分三、食後。

(2)　四環系抗うつ薬

マプロチリン（ルジオミール）　四環系抗うつ薬とされていますが、立体的四環系の化学構造であり、真の四環系とはいい難く、三環系から四環系への移行型といえるかもしれません。ノルアドレナリンの再吸収を選択的に阻害します。特徴として、効果発現が比較的早く、種々のタイプのうつ状態に奏効します。抗コリン性副作用が少ないとされていますが、個人差があります。薬疹、けいれん発作の誘発傾向があるので注意が必要です。半減期が長いので、就寝前の一日一回投与法もあります。

・処方例：ルジオミール（一〇ミリグラム錠、二五ミリグラム錠、五〇ミリグラム錠）

一日三錠、分三、食後。あるいは一錠、眠前。

ミアンセリン（テトラミド）　真の四環系構造をもつ抗うつ薬です。前出のマプロチリンと同様に、効果発現が早く、幅広いスペクトラムを有し、各種のうつ病・うつ状態に用いられます。三環系抗うつ薬の無効例に使用してみるのもよいでしょう。抗コリン性副作用が少なく、高齢者にも使用できます。緑内障や前立腺肥大症のある患者に対しては、第一世代抗うつ薬は禁忌でしたが、本剤は使用可能であるとされています（ただし、慎重に少量から投与すべきでしょう）。薬理学的には、ノルアドレナリンの（再取込み阻害作用ではなく）放出を促進させる作用を有しています。

・処方例：テトラミド（一〇ミリグラム錠）

一日三錠、分三、食後。

ミアンセリンは副作用として眠気が認められるので、眠前一回から投与を開始するのもよいでしょう。

：テトラミド（一〇ミリグラム錠、三〇ミリグラム錠）

一錠、眠前。

セチプチリン（テシプール）　四環系抗うつ薬で、ミアンセリンと同様に、α_2受容体の遮断作用によりシナップス間隙へのノルアドレナリンの放出を促進します。ミアンセリンで効果が不十分な症例に有効であるといわれています。効果発現が早く、抗コリン性副作用は少なく、外来患者や老人患者にも使いやすい薬剤です。

・処方例：テシプール（一ミリグラム錠）

一日三～六錠、分三、食後。

トラゾドン（レスリン、デジレル）　非三環系で、二環系（あるいは四環系）抗うつ薬ともいわれています。不安・焦燥、睡眠障害の強いタイプのうつ病にとくに有効です。抗コリン性副作用がほとんどないので、高齢者や緑内障併発患者にも適応できます。また、心臓におけるノルアドレナリンの再取込み阻害作用がほとんどないので、心電図や心筋伝導に対する影響が少なく、長期間の使用も可能であるといわれています。セロトニン再取込みを選択的に阻害します。したがって、強迫症状や強迫障害や過食症への使用も考えられています。

・処方例：レスリン（二五ミリグラム錠、五〇ミリグラム錠）

一日三錠、分三、食後。

(3)　その他

スルピリド（ドグマチール、ミラドール、アビリット）　ベンザミド系抗精神病薬であり、消化性潰瘍に使用されていましたが、抗うつ薬としても頻用されるようになりました。食欲不振の強いうつ病患者には、第一選択の薬剤です。ただし、副作用として、肥満、乳汁分泌、無月経・月経不順、さらに錐体外路症状としてとくに老人患者では振戦、筋強剛などが認められます。若い女性患者には慎重に投与する必要があります。

・処方例：ドグマチール（五〇ミリグラム錠、一〇〇ミリグラム錠）

一日三錠、分三、食後。

アルプラゾラム（コンスタン、ソラナックス）　抗うつ効果も有するベンゾジアゼピン系抗不安薬です。抗不安作用のため、不安、焦燥などを伴ううつ病患者に、抗うつ薬と併用して用います。イミプラミンとの二重盲検試験において、抗うつ効果はイミプラミンと同等に認められ、効果発現はイミプラミンよりも早期であったといいます。副作用に眠気が認められますが、抗コリン性副作用はイミプラミンほど認められません。

・処方例：ソラナックス（〇・四ミリグラム錠、〇・八ミリグラム錠）

一日三錠、分三、食後。

エチゾラム（デパス）　チエノジアゼピン系の抗不安薬であり、抗うつ効果も有するといわれています。睡眠作用もあり、眠剤としても投与されます。副作用としては日中の眠気があげられます。抗コリン性副作用が少ないので、三環系抗うつ薬で副作用を強く訴えるうつ病患者に投与してみるのもよいでしょう。筆者は、三環系抗うつ薬では口渇の訴えの強いうつ病患者に使用して有効であったケースを経験しています。不安・焦燥などを伴ううつ病患者に、抗うつ薬と併用して用いるのもよいようです。

・処方例：デパス（〇・五ミリグラム錠、一ミリグラム錠）

一日三錠、分三、食後。

一～二錠、眠前。

しかしながら、これら抗不安薬の抗うつ効果については、不安を鎮静させるために二次的に抗うつ効果がもたらされるとして、本来の抗うつ効果を疑問視する見解もあります。

なお、肝障害や高血圧発作などの副作用のために日本ではほとんど用いられていないＭＡＯ阻害薬も、米国では現在見直されています。

また米国では、強力な選択的セロトニン再取込み阻害薬（Selective Serotonin Reuptake Inhibitors, SSRI）であるフルオキセチンが臨床でさかんに使用されています（日本では未発売）。

7　抗精神病薬

おもな抗精神病薬

抗精神病薬は、**表6**のように化学構造式によって、フェノチアジン系、チオキサンテン系、ブチロフェノン系、ベンザミド系、インドール系、チエピン系、イミノジベンジル系などに分類されています。

フェノチアジン系としては、プロピル側鎖のクロルプロマジンやレボメプロマジンが、ピペリジン側鎖のチオリダジンが、ピペラジン側鎖のフルフェナジンが、臨床でよく使われています。ブチロフェノン系としてはハロ

表 6　おもな抗精神病薬（中山和彦の表を改変，1992）

	薬物一般名	製品名
I	phenothiazine 系	
	① propyl 側鎖	
	a. chlorpromazine	コントミン
	b. levomepromazine	ヒルナミン
	② piperidine 側鎖	
	a. thioridazine	メレリル
	b. propericiazine	ニューレプチル
	③ piperazine 側鎖	
	a. perphenazine	ピーゼットシー
	b. fluphenazine	フルメジン
II	thioxanthene 系	
	a. thiothixene	ナーベン
	b. chlorprothixene	トラキラン
III	butyrophenone 系	
	a. haloperidol	セレネース
	b. spiperone	スピロピタン
	c. pipamperone	プロピタン
	d. moperone	ルバトレン
	e. pimozide	オーラップ
	f. timiperone	トロペロン
	g. bromperidol	インプロメン
IV	benzamide 系	
	a. sulpiride	ドグマチール
	b. sultopride	バルネチール
	c. nemonapride	エミレース
V	indole 系	
	oxypertine	ホーリット
VI	thiepine 系	
	zotepine	ロドピン
VII	iminodibenzyl 系	
	clocapramine	クロフェクトン
	mosapramine	クレミン

ペリドールが、ベンザミド系としてはスルピリドが、頻用されています。

最近発売された抗精神病薬には、ベンザミド系のネモナプリド（エミレース）やイミノジベンジル系のモサプラミン（クレミン）があります。

抗精神病薬の作用機序としては、ドーパミン受容体（中脳—皮質系、中脳—辺縁系）の遮断作用によると考えられています。

処方に際して

抗精神病薬の処方に際しては、幻覚・妄想などの精神病症状が強いのか、あるいは興奮が強いのかを考えて、

図3にあるように抗幻覚・抗妄想作用のより強い薬剤を使うか、鎮静作用のより強い薬剤を使うかを決めます。ハロペリドール（セレネース）は抗幻覚・抗妄想作用が強く、レボメプロマジン（ヒルナミン）は鎮静作用が強く、クロルプロマジン（コントミン）はその中間に位置しているといえます。

しかしながら、以上のような二群に分ける考え方のほかに三群に分ける考え方もあります。**表7**のように、第一群は抗幻覚・抗妄想作用が強いものですが、副作用として錐体外路症状を惹起しやすく、ブチロフェノン系がここに属します。

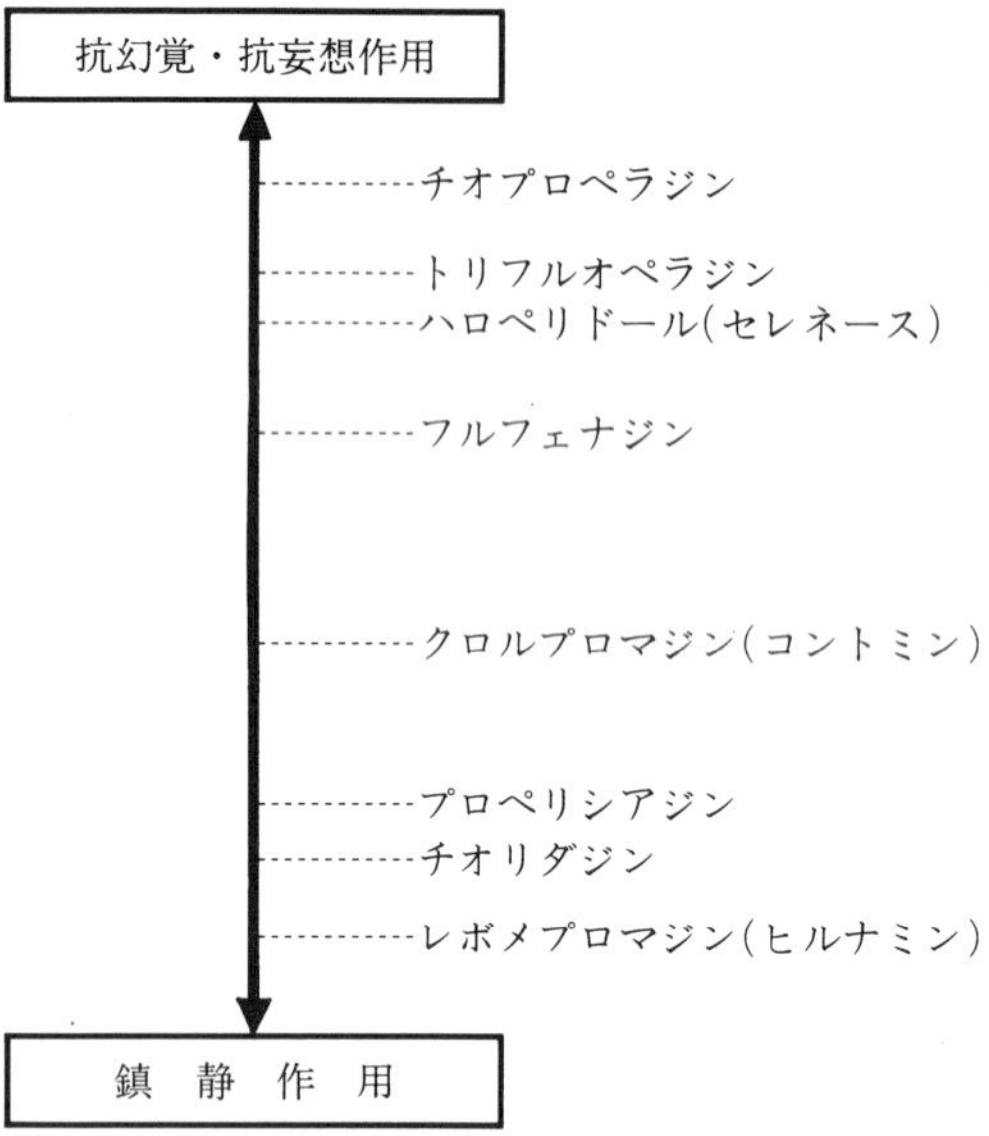

図3　抗精神病薬の二群
（日本精神科看護技術協会，1989）

表7　抗精神病薬の三群

第一群 （例）	抗幻覚・抗妄想作用が強いもの (haloperidol, bromperidol)
第二群 （例）	鎮静作用が強いもの (levomepromazine)
第三群 （例）	意欲賦活作用があるもの (sulpiride, clocapramine)

第二群は鎮静作用の強いものですが、副作用として自律神経遮断作用が起こりやすく、フェノチアジン系がここに属します。

第三群は抗幻覚・抗妄想作用や鎮静作用はそれほど強くなく、しかし意欲賦活作用があるといわれており、チオキサンテン系、ベンザミド系、イミノジベンジル系が、ここに属します。

投与法

(1) 急速鎮静法

幻覚・妄想や精神運動興奮の激しい患者に初期から大量の抗精神病薬を非経口的あるいは経口的に投与して急速に改善させる方法です。緊急に筋注や静注を行う方法を、急性神経遮断法(rapid neuroleptization)といいます。

(2) 漸増・維持・漸減法

精神症状が比較的軽症な外来患者などに行われる療法です。

(3) 維持療法

急性期の精神症状が改善して、社会生活が可能になった時に、再燃・再発を予防するために少量の抗精神病薬を長期に服用させる療法です。服用しやすいように一日の分服回数を減らす工夫や、長期間にわたって通院しやすいクリニックに紹介することなども大切になります。

拒薬患者には、経口液剤の秘密投与、液剤の静注(および点滴静注)、持効性薬剤の筋注が行われることもあります。

ハロペリドールには、細粒や各種ミリグラム数の錠剤のほかに、経口液剤(二ミリグラム、一ミリリットル)、静・筋注用液剤(五ミリグラム管)、持効性薬剤(五〇ミリグラム管、一〇〇ミリグラム管、四週間隔で筋注)がそろっていて、臨床で非常によく用いられています。

副作用

(1) 錐体外路症状

急性ジストニア　投薬を開始してから早期に起こる錐体外路症状です。頸部が曲がったり、舌が突出したり、身体がねじれたりします。若い男性患者に起きやすく、高力価の抗精神病薬で生じやすいものです。治療は抗パーキンソン薬の筋注、およびその後の経口投与です。眼球上転発作（oculogyric crisis）もよく認められます。

アカシジア、パーキンソニズム　これらも投薬早期に生じやすい副作用です。アカシジア（静坐不能）は下肢がムズムズして、じっと坐っていられないと訴えるものですが、精神症状悪化かどうかとの鑑別が必要です。アカシジアでは積極的に援助を求めるのに対し、精神症状の悪化では自ら訴えることは少ないといわれています。パーキンソニズムの症状としては、振戦、筋強剛、無動、仮面様顔貌、唾液分泌亢進などを呈しますが、予防的にはじめから抗パーキンソン薬を併用しておくことが多いのです。薬剤性パーキンソニズムでは、特発性パーキンソニズムに比較すると筋強剛・無動がおもに認められ振戦の症状は少ないようです。

遅発性ジスキネジア　長期に抗精神病薬を投与していると起こるジスキネジアです。口部を中心に見られることが多く、高齢の女性患者に起こりやすいものです。治療は、抗パーキンソン薬の使用はむしろ症状を悪化させるので、抗精神病薬の漸減・中止が原則です。チアプリドを投与することもあります。非可逆性になることがあるので、何よりも起こさないように予防することが大切です。しかし、起きても患者にとって苦痛感はあまりないようです。この発現機序は、抗精神病薬によってドーパミンニューロンが遮断され、代償的にドーパミン受容体が過敏になっているためと考えられています。類似した病態に、遅発性ジストニアがあります。

(2) 自律神経症状

抗コリン性の自律神経遮断症状を示すもので、低血圧、頻脈、口渇、便秘、排尿困難などが認められます。

(3) 内分泌障害

抗ドーパミン作用のために、プロラクチン分泌阻害ホルモン（prolactin releasing inhibitory hormone）の分泌が抑制され、そのためプロラクチンの分泌が促進されて（高プロラクチン血症）、その結果、無月経や乳汁分泌などを生じます。スリピリドはこのような副作用をとくに生じやすいことで有名なので、若い女性への投与は慎重に行います。

(4) 精神神経系障害

抗精神病薬はけいれん閾値を下げるために、けいれん発作を生じることがあります。チエピン系のゾテピン（ロドピン）でとくに起きやすいようです。

抗精神病薬によって眠気、行動緩徐化などもみられ、また抑うつをきたしやすいとの報告もあります。

(5) 悪性症候群

抗精神病薬の副作用のうちで、もっとも重篤なものであり、悪性高熱症と類似の病像を呈します。すなわち、高熱、意識障害、筋強剛などの錐体外路症状、発汗・頻脈などの自律神経症状を呈し、しかも検査所見では血清CPK値が著明な高値を示すことが特徴的です。抗精神病薬の筋注で生じることが多いのです。

何よりも予防および早期発見が大切ですが、治療はまず、原因と考えられる抗精神病薬を中止します。同時に、補液、冷却などの対症療法を行いつつ、全身状態の管理に努めます。さらに積極的な療法としては、ダントロレン（点滴、経口）という筋弛緩薬や、ブロモクリプチン（経口のみ）などのドーパミン作動薬を投与します。

第三十章　精神療法の基本

1　精神療法とは

精神療法とは、言語的ないしは非言語的コミュニケーションを媒介として、患者に対し精神的な影響を及ぼし、適応を再獲得させていく方法です。心理療法とも呼ばれています。この精神療法にも各種があります。そして、その基本的要素として、治療目標、治療機序、治療過程、治療手段、治療技法があって、それらが精神療法の種類によって異なってきます。しかしながら、患者の年代（児童期、青年期、成人期、初老期、老年期）や、病態の水準（精神病、境界例、神経症、正常の各レヴェル）によって、さまざまな技法が統合的に適用されているのが一般的な精神科医療の現状でしょう。患者の状態に応じて、各種精神療法の良い点を柔軟・適切に適用していくのが望ましいといえます。

まず、治療者は患者が何でも話せるような雰囲気を作りながら、患者との信頼関係を確立していくことが精神療法の第一歩です。こうして患者と治療同盟ができ上がるかどうかが、その後の治療の成否を決定する基本になります。しかも、治療者は精神療法を行っているからといって患者の心理的側面ばかりでなく、身体的側面にもつねに配慮しておかなければなりません。

本格的な精神療法を行うには、患者側に、（サイコロジカル・マインディドネスと呼ばれる）ある程度の自己観察力・内的感受性や言語的表現力や知性が要請され、また時間的余裕も必要です。そして、治療に対する高い動機付け、すなわち治療意欲も必要となります。

治療者がとくに初心者の場合には、スーパーヴァイザーに、ほど良い症例を選択してもらう必要があります。また、治療者の性格、人柄、もち味を生かしていくことも大切です。

治療構造（治療方法、一回の治療時間、治療回数、面接場所、料金、治療期間など）を明確にしておくことも大切です。治療構造が曖昧になると、治療関係が非現実的で不合理なものに発展することがあるからです。さらに治療者側から「秘密遵守」をすることを患者に伝えておきます。

2　精神療法のキーワード

次に精神療法上のキーワードになる用語をあげておきます。精神療法は二大別すると、支持的精神療法と洞察的精神療法とになりますが、大まかにいって次に掲げる前半の技法は前者と、後半の技法は後者と関係が深いといえます。一般に、他科領域でも名医と呼ばれる方は、左記のような精神療法の技法を巧まずして用いているのではないかと思われます。

傾　聴　一般に患者(とくに神経症圏の患者)は話を聴いてもらいたい気持ちが強いものです。患者に自由に語らせながら、治療者は患者の話に関心をもって聴き(active listning)、患者の話題に耳を傾けることが大切です。

患者の方も自分で話しているうちに，問題点がわかり整理され，理解が深まってくることも少なくありません。「話を聴いてもらって気持ちが楽になりました」（カタルシス効果，浄化作用）と，述べる患者は多いものです。支持的精神療法は，患者の話をまずよく聴くことから始まるといえます。

共感・受容　相手の身になってその気持ちに共感し，その語る内容を受け入れていきます。患者に，いま理解されつつあることを言語的および非言語的に治療者が伝えることです。一般に患者は自分に注意や目を向けてもらいたい気持ちが強いからです。患者にとっての共感的理解と情緒的支持とになるようにしていきます。

ところで，受容と似た言葉に許容がありますが，受容とは異なる概念です。受容とは心理的に患者の気持ちを受け入れていくものであり，無限であると言えますが，許容とは実際の患者の行動をどこまで認めるかという有限のものです。「気持ちを理解する」受容には制限がなくても，「行動を認める」許容には実際上の制限があることになります。この両者を区別しておくことは，要求の多い患者と接するときに大変役に立ちます。

感情の反射　患者の感情について「不安なんですね」「つらいんですね」「悲しいんですね」「いらいらしていますね」などと本人へ返してあげ，反射させるものです。これによって，患者は自分の感情について「わかってもらえた」という受容感を抱き，また，自分の気持ちを客観視することができるようになります。さらに，感情を内向させずに発散させ，感情の言語化を援助することにも役立ちます。

保　証　病気について，あるいは病気に対する不安などについて，心配がないことを告げて患者に安心感を保証するものです。

指導と助言　患者のよき相談相手になり，どうすればよいかについて助言し，説明し，具体的指導を行うものです。問題の解決を援助する営みです。

励ましと元気づけ　患者の自信や自尊心を高めていく方向で，励まし，支持していくものです。患者のよい面を見出し、それをなるべく誉めてあげます。

教育と説明　「私は治らないのではないか」などと思っている患者に対して、憶測からくる不安を取り除くために、病気に対する正しい知識を与えたり、説明したりします。

問題点の明確化　核心にある問題点を本人とともに一つ一つ明確にしていくものです。患者が混乱しているときには「いま何が一番問題か」を整理し、そして、いま大事でないものの解決については少し延期することにします。したがって、問題点に優劣の順位をつけることにもなります。

普遍化　他人との共通性を発見させ、他人も自分と同じような悩みをもっているという安心感を与えようとするものです。集団精神療法で、顕著に認められる効用です。

関心の外在化　自己へのとらわれから開放し、関心と興味を外へ向けさせ、趣味や生きがいや生活の張りをもたせようとするものです。

たとえば、自分の身体症状に向けられた心理的エネルギーを外部の建設的な方向に変換させていくものです。心気症の患者に対して、よく用いられる技法です。

自己の受容(あるがまま)　病気に対する心理的構えを変更させ、あるがままに自分の病気や症状を受け入れていくのを援助し、支えるものです。すなわち、「病気とともに生きていく」「病気をもちながら生きていく」という姿勢を持てるようにしていきます。これには、病気だけに限らず、自分に与えられた現状を容認していくことも含まれます。これによって、病状や本人のおかれている現状が変わらなくても、患者の気持ちは楽になるのです。

あるがままに受容することは、何とかしようとする強気の面を抑えることになります。

環境調整　訴えの背景にある家庭や職場などの問題点を整理し、患者の負担を軽減する方向で、環境を調整していくものです。そのためには必要な情報を集めて、家族療法や、職場の人間関係の調整を行います。家族療法とはいえないまでも、患者の家族とも定期的に会うことは、治療上とても大切なことです。

目標の修正、新目標の設定　患者は一般に背伸びをしていることが多いので、その点を指摘し、目標を変更させ、新しい実現可能な目標に設定をしなおします。そのためには、患者の性格傾向をよく把握して、患者に理想と現実とのギャップを見つめさせ、患者と現実状況についてよく話し合うようにします。

再適応　新しい適応の仕方を身につけさせ「成熟」、「自己実現」、「全人的変革」を目指すことになります。

潜在能力の高揚　残存能力を高め、潜在能力を引き出すものです。本人が気づいていないような能力を指摘し、気づかせ、高めていきます。

自己洞察の深化　自分のおかれている立場、状況、自分の病気や性格について、それを正しく理解させ、自己洞察を深める方向で、支持していきます。自己客観視、現実吟味とも関係がある技法です。

直面化　本人が受け入れられない状況や無意識の葛藤を直視させ、それらへの洞察を深めるために直面させていくことです。現実検討の障害があるケースに、有効な技法です。ただし、直面化させるタイミングと仕方が重要で、それがうまくないと問題行動を誘発することがあります。

パーソナリティの修正　本人の性格特徴を指摘し、その修正をはかり、本人の成長を促していくものです。成長を促進する方向で（すなわち、成長促進的に）、働きかけます。パーソナリティが一度に大きく変わることは困難なので、わずかながらの変化でも大切にしていきます。

治療目標の再確認　治療がマンネリ化した時や患者が問題を広げるような時には、治療目標を具体的に明確化し、再確認することが必要になります。

以上のような点を何度も繰り返し行い、反復して、患者の変化を期待していきます。患者は一般にあせりやすいものですが、治療者はあせらずに「耐えて待つ」姿勢が大切です。また初心者は患者に何かをいわなければならないという「指示強迫」に陥りやすいので、注意が肝要です。

面接の終りには、「今日はこういうことが話題になりましたね」「こんな発見がありましたね」などと、その日の面接のまとめを行い、そして次回の面接日を約束することになります。

入院患者については、精神療法を行う治療者と、病棟管理的な役割を果たす治療者とを分けて、両者が協力し合いながら治療を進めていくこともあります。

なお、治療の終結については、別れ（分離）に伴う患者の不安の問題、すなわち自立の問題に配慮しておかなければなりません。

3　精神療法の有用概念

次に、精神療法を行っていく上で、覚えておいてよい有用な概念をあげておきます。

転移と逆転移

転移とは、精神療法の治療関係の中で、患者が治療者に向ける態度や感情のことです。陽性転移と陰性転移とが認められますが、いずれに対しても治療者は敏感でなければなりません。陽性転移は患者が治療者にポジティヴな好意的感情を向けるものですが、それが行きすぎると恋愛感情を抱く場合（恋愛転移）があります。陰性転移はネガティヴな感情を向けるもので、その代表には、治療者の働きかけに協力しない抵抗があります。そして、抵抗にも顕在性と潜在性とがあります。

転移については、患者に解釈をすることがあります。転移は、じつは両親に対する患者の小さい頃の感情や態度の再現であることが多いのです（母親転移、父親転移）。

逆に、治療者が患者に向ける態度や感情や考えを、逆転移と呼びます。治療者はスーパーヴィジョンを受けながら、自分の逆転移について、よく自覚・洞察し、解決しておかなければなりません。この逆転移も陽性と陰性の場合があります。

逆転移が起きている指標として、メニンガー（Menninger, K.）とコーエン（Cohen, M.）が次のようなことをあげています。

① 患者の話に治療者が感情的緊張を起こして共感できない。
② 治療者が患者に理由のない嫌悪感をもつ。
③ 患者の悩みに過度に感情的になる。
④ 特定の患者にとくに愛着を覚える。
⑤ 面接前、面接中や面接後に不快感、抑うつ感を起こす。
⑥ 面接時間を忘れたり、時間に遅れたりする。
⑦ 患者と論戦におちいる。
⑧ 面接中に寝てしまったり、個人的なことに心が奪われる。
⑨ 患者に身構え、患者の批判に対し感情的になる。
⑩ 経済的取り決めがルーズ。
⑪ 患者の評価を得ようとして焦る。
⑫ 不必要な元気づけをして患者を依存的にしてしまう。

⑬患者の夢を繰返し見たり、患者に対し繰返し性的感情を起こす。

解　釈

問題点の原因や理由や成り立ちについて、治療者が患者に告げ指摘していく技法です。患者が気づき得なかったこと、気づくのに抵抗のあったことを解釈し、伝えます。その解釈の内容、伝えるタイミング、その順序、深さ、鋭くか柔らかくか、伝える時の治療者の態度に、配慮します。患者側に解釈の内容を受け入れる準備が整っており、その指摘の理解によって自己洞察が深まるような時機が大切です。解釈は患者に痛みを伴うものですが、最小の痛みで最大の効果をあげられればもっとも望ましいといえます。

とくに、治療初期には、深すぎる解釈をして「過剰解釈」や「こじつけの説明」に陥らないように注意しなければなりません。十分な情報収集を得ないで、また、患者との面接で確認をしないで、推量に基づいた勝手な解釈をしてはいけません。解釈は、患者の自己理解とともに進むべきものであり、また解釈は「仮説」であって臨床場面で検証していかなければならないものなのです。

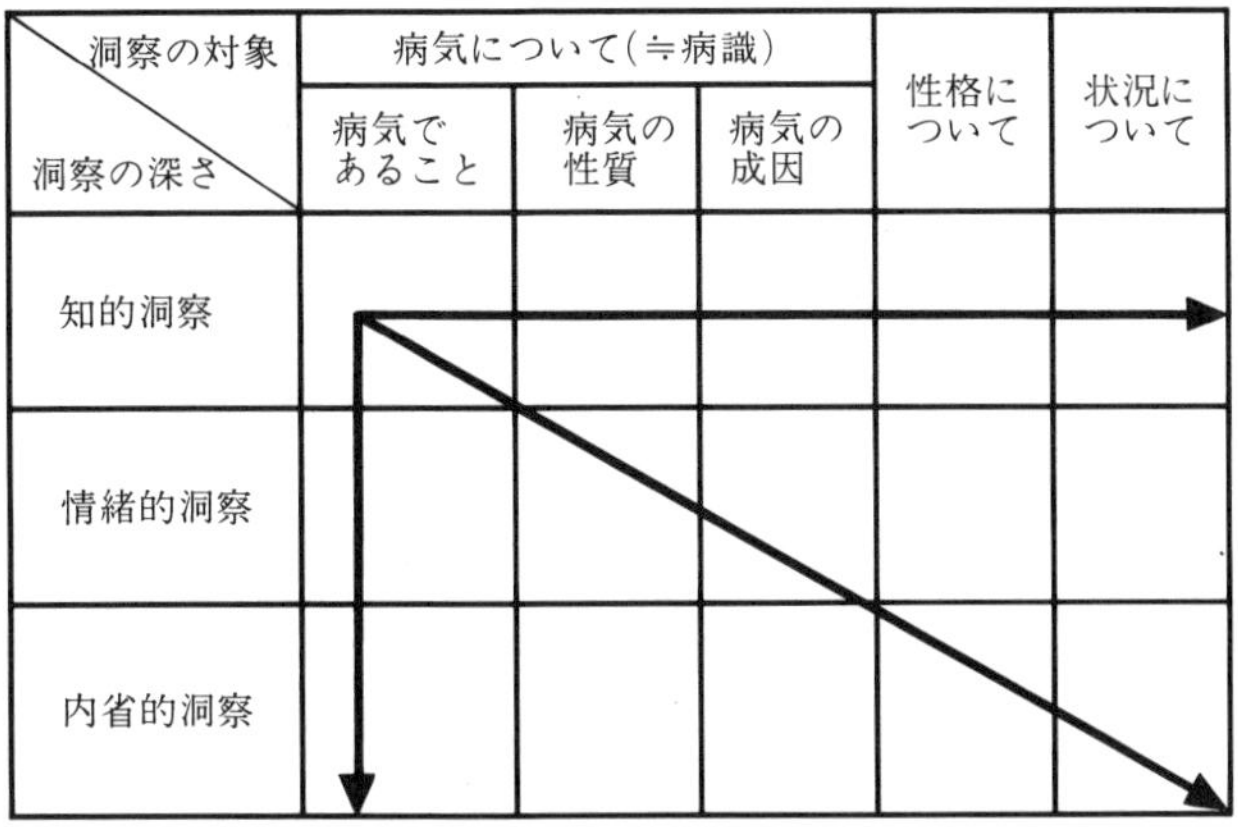

図1　洞察の構造

洞　察

洞察とは、自分自身の状態をよく認知していることであり、浅い知的洞察（intellectual insight）と深い情緒的洞察（emotional insight）とがあります。知的洞察とは、自分自身の状況を知的には分かっていますが、それを適応的に変化させるほどのものではなく、情緒的洞察とは、知的のみならず情緒的にも理解しており、パーソナリティと行動をポジティヴな方向に変化させることのできるものです。患者には知的理解は起こっても行動上の変化はなかなか起こりにくいものです。しかしながら、治療者側の解釈によって「ああ、そうか」体験の感情を患者にもたらし、それが知的洞察に感情体験を伴い、情緒的洞察へと導かれていきます。したがって、解釈―洞察の過程は相互作用的であり、また相互発展的なものであるといえます。

洞察の対象としては、自分の病気、自分のおかれた状況、自分の性格などが考えられます。これらのうち、自分の病気に対する洞察が病識に対応しますが、それにも、自分が病気であること、その病気の性質、それを起こすにいたった成因（メカニズム）なども知ることも含まれています（**図1**）。

筆者自身としては、知的洞察と情緒的洞察のほかに、より深い内面的自省と省察から生じる「内省的洞察」(introspective insight) を加えておくと、洞察も網羅的になるのではないかと考えています。

◆家族の危機は家族の飛躍の時である。治療者は全力投球する時である。
（家族療法家、ジェイ・ヘイリー）

◆神よ、変えることのできないものは、それを受け容れるだけの心の落ち着きを与え給え。変えることのできるものについては、それを変えるだけの勇気を与え給え。そして、変えることができるものと、できないものとを見分ける知恵を授け給え。
（プロテスタント神学者、ラインホルト・ニーバー）

第三十一章　自律訓練法の実際

自律訓練法とは、西ドイツのシュルツ（Schultz, J. H.）によって一九三二年に創案された心身をコントロールする自己調整法です。自己暗示によって自分を深いリラックス状態に導いていきますが、一人でも簡単に行えるので、とても便利です。

自律訓練法は臨床上は自律神経失調症、心身症、神経症の症状改善に用いられ、また一般においてもストレス解消、集中力や持続力の増進、あがりの防止などに用いられています。

一口に自律訓練法といっても、標準練習、特殊練習、黙想練習という練習プログラミングがありますが、ここでは基本である標準練習について説明します。

場所と姿勢

はじめは、リラックスできる静かな場所で、ネクタイ、ベルト、眼鏡、時計などをはずして行います。

姿勢については、椅子に座って行う場合は、椅子に深く腰をかけ、両足をやや拡げます。手は軽く膝の上に置き、全身の力を抜いて前かがみ姿勢で目は軽く閉じます。口もポカーンとあけるくらいのつもりでいます。

あおむけに寝た状態で行う場合には、両腕は体から少し離して伸ばし、両足も伸ばして開きます。目は軽く閉じます。

心の準備（深呼吸と安静練習）

まず、深呼吸を数回繰り返します。ゆっくりとおなかで息を吸い、そして吐きます。吐く時は、肩から力を抜きながら吐いていきます。

そして「気持ちが落ち着いている」「気持ちがとても落ち着いている」という言葉を頭の中でゆっくり繰り返します。「気持ちが落ち着く」でも「気持ちが落ち着いてくる」でもなく、「気持ちが落ち着いている」点に注意します。

第一段階（重感練習）

両手両足が重たいという感じを得る練習です。

まず右手に注意を集中し、「右手が重たい」「右手がとても重たい」という言葉をゆっくり繰り返します。右手の重たさを感じられた後は「左手が重たい」「右足が重たい」「左足が重たい」と進めていき、最後には「両手両足がとても重たい、重たい、重たい」と全身で重さを感じられるようにします。ただし、患者が左利きならば左手の重感練習から始めます。

第二段階（温感練習）

両手両足に温かい感じを得る練習です。第一段階と同じように、まず右手（利き手）から順番に「右手が重くて温かい、温かい」と頭の中で繰り返し、そして左手、右足、左足、最後には両手両足へと進めていきます。

第三段階（心臓調整）

「心臓が規則正しくうっている」という言葉を繰り返します。重感練習、温感練習に付け加えて行うわけです。

第四段階（呼吸調整）

「自然に楽に息をしている」という言葉を、これまでの言葉に付け加えて行います。

第五段階（内臓調整）

「胃のあたりが温かい」を、これまでの言葉に付け加えます。

第六段階（前額部調整）

「額が気持ちよく涼しい」という言葉を、これまでの言葉に付け加えて行います。この前額部調整は、これまでの練習に比べやや軽く行うのがポイントです。自律訓練法の総まとめとして、すっきりと引き締める練習だからです。

訓練後の取り消し動作

訓練中は催眠に近い状態になり、意識水準が低下しているので、いきなり止めるとめまいや頭痛などの副作用が生じることがあります。したがって、必ず取り消し動作（消去運動）を行なって止めます。ただし夜寝る前は取り消し動作を行なわずにそのまま寝てもかまいません。

取り消し動作は、両手を閉じたり開いたり、肘を曲げたり伸ばしたり、両手を曲げたり伸ばしたりします。そして、大きくゆっくりと背伸びをしながら、目を開くようにします。

以上の諸段階で、一つの段階について一週間ぐらいずつかけながら十分にできるようになってから次に進みます。

まずは、楽な姿勢で、深呼吸と安静練習を、一回五〜一〇分くらい、これを朝晩二回行い、一週間続けてみます。気持ちを無理に落ち着かせようと焦らないことが大切です。筆者の経験では、これだけでも患者はかなり落ち着くものです。

筆者自身は、この深呼吸と安静練習、および第一段階（重感練習）と第二段階（温感練習）までをマスターできれば、自律訓練法としては十分なのではないかと思っています。

自律訓練法の効用は、たとえば、重感練習によって筋肉が弛むと、その筋肉によってずっと圧迫され続けてきた毛細血管が拡張し、その結果、血行が盛んになります。血行が盛んになれば、その部分の皮膚温も上昇します。さらに温感練習によって温かい状態をよりいっそう深いものにすることができます。また自律訓練法によって脳幹部にある感情中枢が調整され、感情が安定してイライラ感や不安感が減少します。脳幹部に自律神経中枢もあるので自律神経系も安定すると考えられます。

書店などで自律訓練法のカセットテープを売っていますので、まずそれを聴きながらスタートさせるのも良いでしょう。テープを聴きながらの自律訓練法は、他者催眠という形態をとった自己調整法であるといえます。

◆この人生は、神が万人に等しく与え給うた、ただ一回の招待である。

（高見　順）

◆捨身無常の観念、道路に死なん、これ天の命なり。

（松尾芭蕉）

付録一　慢性疲労症候群

1　慢性疲労症候群とは

慢性疲労症候群という病名を週刊誌やテレビでよく目にするようになりました。

慢性疲労症候群（chronic fatigue syndrome）とは、強い疲労感を認めるのに明らかな身体疾患が認められない病気です。六カ月以上続く疲労感の他に、自覚症状として、微熱、咽頭痛、頸部あるいは腋窩リンパ節の有痛性腫瘍、筋力低下、筋肉痛、頭痛、関節痛、精神神経症状（光線過敏、健忘、興奮、思考力低下、集中力低下、うつ状態）、睡眠障害（過眠、不眠）などが認められます。

2　原　因

原因は、前述の症状が感冒様症状に続いて起こることが多いことから、何か感染症によるものではないかと考えられています。とくに、ウィルス性疾患が有力視され、その中でも初めはＥＢウィルスによるのではないかと騒がれましたが、現在では否定的です。どのようなウィルスが病因として関与しているのか未だ確定されていません。疲労感が長期に続くので、免疫機能の低下も想定されました。

したがって、エイズウィルスに続く新たなウィルス性疾患による免疫不全の現代病と考えられましたが、エイズとは異なって生命に危険性がない点では救いがあるといえます。

強い慢性疲労、微熱、身体各所の疼痛、リンパ節腫張などを認める場合には、まず内科で（とくに膠原病専門外来などで）、諸検査を行います。はっきりした病名が見つからない場合にはこの症候群が考えられます。しかし、この症候群はじつは曖昧なところがあって、未だはっきりとした一つの臨床単位として認められているわけではないのです。

3　精神科医として

最近、精神科にも「自分は慢性疲労症候群ではないでしょうか」とたずねる患者が増えてきました。ジャーナリズムでこの病名が大きく宣伝されたために、この病気の罹患を心配される方が多いようです。サラリーマンなどの現代人が抱いている「慢性疲労感」とこの病名とが、短絡的に結びついてしまったようです。しかし、筆者の経験では、ほとんどの方がこの病気ではなく、軽症うつ病であったり神経症や自律神経失調症であったりすることが多いのです。ジャーナリズムの報道が先行しすぎました。

しかしながら、慢性疲労症候群でも精神疾患でもいずれにしても、怠け病やズル休みではないので、周囲の人々の正しい理解が重要です。

4　治療と予防

原因が不明ですので明確な治療法はありません。筆者の個人的印象では感染症が慢性化、遷延化している病態ですので、疲労感の強いときには無理をせずに十分に休養をとるようにさせます。ただし、日常生活にはメリハリとリズムをつけること、ラジオ体操などのごく軽い運動と十分な休息、慢性疲労を焦らず徐々に改善していこうとする病気に負けない気持ちが大切です。さらに局所の症状が強いときには、その対症療法を試みます。すなわち、咽頭痛が強いときにはよくうがいをすること、微熱があるときには頭部を冷却すること、関節痛、筋肉痛、頭痛が強いときには鎮痛薬を頓用で使ってみることです。

予防については、現在のところ、感染症の可能性が考えられますので、感冒や感染の予防（うがいと手洗い）、およびその早期治療、そしてそれを慢性化させないことが大切なように筆者には思われます。

付録二　嫉妬（や被害感）の強い老人患者への対応

配偶者の浮気、他の異性との密通を疑う嫉妬妄想（あるいは嫉妬念慮）とは、家庭内において配偶者に向けられた被害妄想（あるいは被害念慮）ともいえるものです。

嫉妬妄想の患者は、配偶者の帰りが少しでも遅れると責め、口論となります。また、不安と猜疑心にかられて配偶者の行く先々に電話をかけたり、尾行させたり、あるいは浮気の証拠を捜し出そうと家捜しをしたりします。配偶者に折檻や暴行を加えることもあるので注意が必要です。家の中から鍵をかけて配偶者を家の中へ入れさせなかった老人患者もいます。

また、配偶者を病気で失ってから嫁が世話をするようになり、その嫁に対して〝嫉妬〟念慮を発展させたケースも筆者は経験しています。その老人は、同居している嫁に性愛的感情を抱くようになり、しかも自分自身がかつて浮気したことがあったケースでした。

1　嫉妬妄想を呈する病態

嫉妬妄想を訴える患者は、臨床上、精神分裂病性、うつ病性、パラノイア性、症状性（中毒性・器質性）によるものが考えられます。とくに老人患者の場合には、うつ病性、中毒性（とくにアルコール性）、器質性（痴呆などの脳器質疾患）の場合を考えてみます。

うつ病性の場合には配偶者の浮気を強迫的に気にしていることが多いようです（強迫的嫉妬）。ほかにうつ病性の症状として、憂うつ感、不眠、食欲不振、希死念慮、日内変動などを伴っていないかどうかを尋ねてみます。

アルコール性嫉妬妄想は、酩酊によって性欲は亢進するにもかかわらず性的不能となること、判断力が低下すること、配偶者サイドに嫌悪感があることなどの諸要因が作用して発展すると考えられています。当然ながら、飲酒歴を尋ねることが重要です。

痴呆や脳血管障害などの脳器質疾患でも判断力の低下により嫉妬妄想を呈することがあるので、ワッセルマン反応、頭部CT、MRIなどの検査を施行しておきます。

2　患者への対応

嫉妬という感情は、本人にとってはとてもつらい感情です。嫉妬妄想の内容については、否定も肯定もせずに中立的な立場で、しかしながら患者のつらい気持ちについては共感するように傾聴します。

うつ病性の場合には、抗うつ薬を投与します。副作用の少ない抗うつ薬を少量からスタートしてみます。三環系抗うつ薬であるクロミプラミンは、うつ病にも強迫症状にも有効です。症状が軽度であれば、抗うつ効果も有するといわれる抗不安薬を試みてみます（エチゾラム、アルプラゾラム）。

アルコール性の場合には、禁酒が原則です。しかし、禁酒後も長く嫉妬妄想が持続する場合もあります。

脳器質疾患の場合には、脳機能障害改善薬（脳代謝賦活薬、脳循環改善薬、神経伝達調整薬）を投与します。

以上のような基礎疾患に対する治療のほかに、嫉妬妄想が強度であれば対症的に抗精神病薬やチアプリド（グラマリール）を併用してみます。とくにチアプリドは抗パーキンソン薬を併用する必要がなく、副作用の少ない安全性の高い薬剤なので、老人患者に筆者は愛用しています。

・処方例：チアプリド：　二五ミリグラム錠、三～六錠（一日量）

3　家族への指導

配偶者は患者に責め立てられていて精神的に滅入っていることが多いので、まず配偶者をサポートすることが重要です。さらに患者に対する家族全体の協力も必要となります。妄想対象となっている配偶者は患者が猜疑心を抱くような言動は慎むこと、患者には寂しさもあるため子どもたちや孫たちが訪問や電話をするなどして患者を孤独にさせないこと、患者に仕事や役割を与えて気を紛らわせることなどの対応を試みさせるようにします。

付録三　抗うつ薬一覧

(1)イミノジベンジル系化合物

一般名	イミプラミン Imipramine 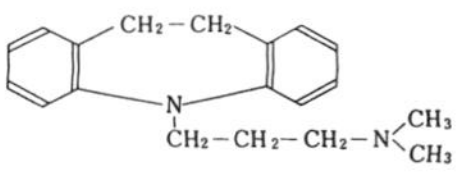	クロミプラミン Clomipramine (Monochlor- imipramine) 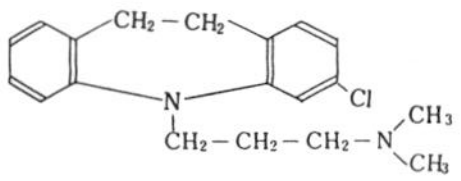	デシプラミン Desipramine (Desmethyl- imipramine) 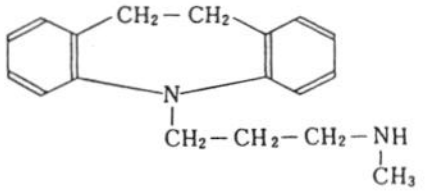
製品名	トフラニール（チバ・ガイギー）	アナフラニール（チバ・ガイギー）	パートフラン（チバ・ガイギー）
剤型	錠 10 mg　注 25 mg/2 m*l* 25 mg	錠 10 mg　注 25 mg 25 mg	錠 25 mg　注 25 mg/2 m*l*
適応	うつ病，うつ状態 遺尿症（内服のみ） ナルコレプシーの脱力発作	うつ病，うつ状態 遺尿症（内服のみ） 強迫症状，恐怖症状にも用いられる	うつ病，うつ状態
使用量	経口：1日 25～200 mg（まれに 300 mg まで増量）遺尿症には学童で 25～50 mg 注射：1日 25～125 mg を1～数回に分け，筋肉内注射	経口：1日 50～100 mg 遺尿症では6才以上に 20～50 mg 注射：生理食塩液または5 W/V/%ブドウ糖注射液 250～500 m*l* に1管を加え，2～3時間にわたって点滴静注する その後漸増し，1日3管まで	経口：1日 50～150 mg（まれに 200 mg まで増量） 注射：1日 25～75 mg を1～数回に分け，筋注
副作用(注意)	口渇，便秘，尿閉，緑内障悪化，インポテンス，起立性低血圧，時に意識変容をきたす		不眠
備考	標準的抗うつ薬。気分亢揚（抑うつ気分解消）作用が強い 1～3週以内に効いてくる	Imipramine の構造に Cl のついたもので，imipramine よりも作用がやや強い 点滴静注法によると即効性がある セロトニンの再取込みを阻害する	Imipramine の分解産物で即効性が期待されたが，むしろ意志行為の制止に対する作用がやや強い 抗不安作用は少ない

一般名	トリミプラミン Trimipramine (Trimepro-primine) 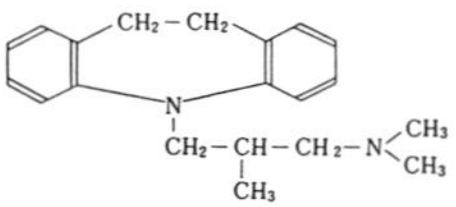	ロフェプラミン Lofepramine 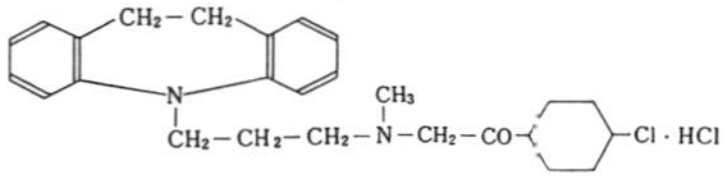
製品名	スルモンチール（シオノギ）	アンプリット（第一）
剤型	錠 10 mg 散 10 % 25 mg	錠 10 mg 25 mg
適応	うつ病，うつ状態	うつ病，うつ状態 外来患者や老人にも使用しやすい
使用量	1 日 50～200 mg（まれに 300 mg まで増量）	10～150 mg
副作用(注意)	眠気	副作用が少ない
備考	鎮静作用，抗不安作用が強いので，初老期うつ病，神経症性うつ病などに適している	抑うつ気分や意欲減退などの改善にすぐれている

(2)ジベンゾシクロヘプタジエン誘導体

一般名	アミトリプチリン Amitriptyline 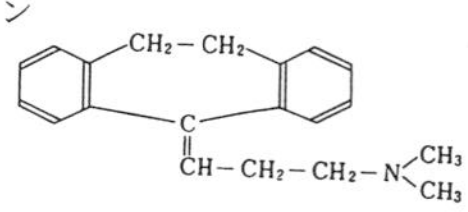	ノルトリプチリン Nortriptyline 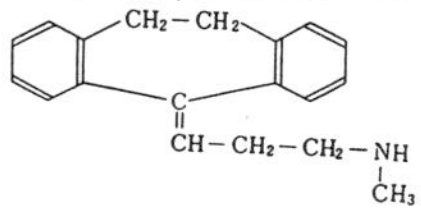
製品名	トリプタノール（萬有ほか）	ノリトレン（大日本）
剤型	錠 10 mg　25 mg　散 10 %　注 10 mg　20 mg	錠 10 mg　25 mg　顆粒 10 %
適応	うつ病，うつ状態 遺尿症（内服のみ）	うつ病，うつ状態 作用は比較的速やか
使用量	経口：30〜150 mg（まれに 300 mg まで増量） 遺尿症には，10〜30 mg 就寝前服用 注射：1 日 20〜120 mg を 1〜数回に分け，筋注または静注	1 日 10〜150 mg
副作用(注意)	抗コリン性副作用が人によっては強い	副作用が少ない
備考	Imipramine と並ぶ代表的抗うつ薬 不安・焦燥の鎮静作用が強い PZC と併用することがある	鎮静作用が強いが，精神運動制止にも有効である

(3)その他

一般名	アモキサピン Amoxapine 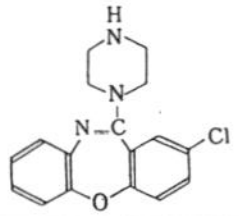	マプロチリン Maprotiline 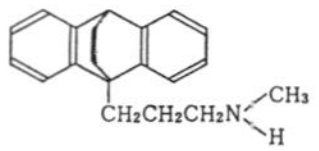	ミアンセリン Mianserin 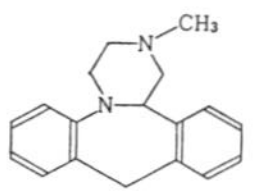
製品名	アモキサン（レダリー）	ルジオミール（チバ・ガイギー）	テトラミド（三共）
剤型	カプセル10 mg 25 mg 50 mg	錠 10 mg 25 mg	錠 10 mg 30 mg
適応	うつ病，うつ状態 即効性あり，しかし持続が短かい	うつ病，うつ状態 即効性あり	うつ病，うつ状態 高齢者にも使用できる
使用量	25～75 mg（症状により 300 mg まで増量）	30～75～150 mg	10～30～60 mg
副作用（注意）	錐体外路症状（パーキンソン症候群，アカシジア，ジストニア，遅発性ジスキネジアなど）の発現 けいれん誘発 抗コリン性副作用は軽い	抗コリン性副作用が少ないとはいえない けいれん発作の誘発 発疹	抗コリン性副作用が少ない 眠気が強い
備考	Imipramine と amitriptyline の中間程度の作用	四環系抗うつ薬である ノルアドレナリンの再吸収を阻害する	薬理学的にはアミトリプチリンと同程度 効果発現が早い 四環系抗うつ薬 三環系抗うつ薬の無効例にも有効性を示す ノルアドレナリンの放出を促進させる

一般名	ドスレピン Dosulepin 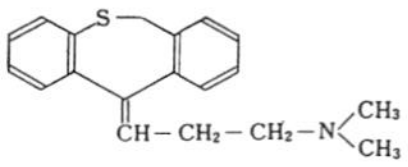	セチプチリン Setiptiline 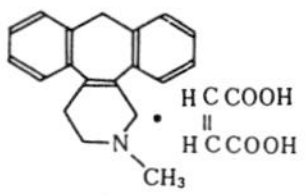	トラゾドン Trazodone 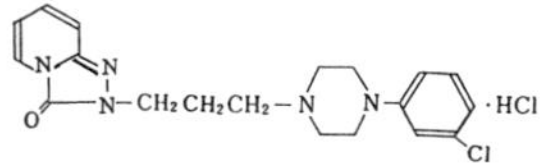
製品名	プロチアデン（科研）	テシプール（持田）	レスリン（カネボウ） デジレル（日本アップジョン）
剤型	カプセル 25 mg	錠 1 mg	錠 25 mg 50 mg
適応	軽症うつ病	軽症うつ病	不安・焦燥の強いうつ病によい（強迫症状，強迫障害にも用いられる）（過食症にも用いられる）
使用量	1 日 75～150 mg	1 日 3～6 mg	1 日 75～200 mg
副作用（注意）	抗コリン性副作用が少ない	抗コリン性副作用が少ない	抗コリン性副作用がほとんどない 心臓におけるノルアドレナリン再取込み阻害作用がほとんどない
備考	抗うつ効果がマイルド	抗うつ効果がマイルド	選択的にセロトニン再取込みを阻害する 二環系抗うつ薬ともいえる

(4) MAO 阻害薬

一般名	サフラジン Safrazine 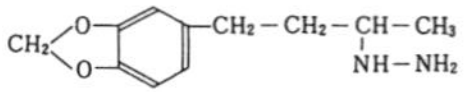
製品名	サフラ（小野）
剤型	錠 5 mg
適応	精神科領域におけるうつ病 遷延性うつ病，難治性うつ病
使用量	1 日 15〜30 mg　1 〜 2 週間以後減量
副作用（注意）	肝障害 高血圧 副作用，使用方法に注意が必要である
備考	現在日本で使用されている唯一の MAO 阻害薬

(5)中枢刺激薬

一般名	塩酸メタンフェタミン Methamphetamine 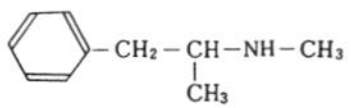	ピプラドロール Pipradorol 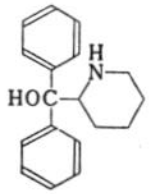	メチルフェニデート Methylphenidate 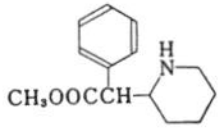
製品名	ヒロポン（大日本）	カロパン（日本新薬）	リタリン（チバ・ガイギー）
剤型	錠 1 mg 劇　注 0.3％ 1 ml 劇	錠 1 mg 劇	散 1％　錠 10 mg
適応	ナルコレプシー 小児の行動異常（多動状態） 抑うつ状態	ナルコレプシー，精神遅滞の行動異常 抑うつ状態	遷延性うつ病，抑うつ神経症 ナルコレプシー 小児の行動異常（多動状態）
使用量	経口：1 回 2.5〜5 mg，1 日 10〜15 mg 注射：1〜2 管（3〜6 mg）を皮下注，または筋注	3〜6 mg	1 日 20〜30 mg（分 2〜3） ナルコレプシーには 1 日 20〜60 mg（分 1〜2）
副作用(注意)	強い依存性あり フラッシュ・バック現象あり 幻覚・妄想，興奮，心悸，胃腸障害，過敏症 高度の高血圧，不眠症，心疾患，甲状腺機能亢進症には禁	不眠，不安，幻覚，心悸，発熱，発汗，頻尿，食思不振 けいれん性疾患，高血圧，妊婦には要注意	神経過敏，不眠，食思不振，心悸，めまい，頭痛，幻覚，振戦 緑内障，重症うつ病，甲状腺機能亢進症，狭心症，過敏症には禁
備考	所持証明書の発行を要す。覚醒剤取締法に規制されている 中枢刺激薬 現在では治療上使用されることはほとんどない	中枢刺激薬	中枢刺激薬

参考文献

〔第1章〕
日本精神病院協会編『精神保健法Q&A』日本精神病院協会　一九八八年
加藤正明・宮本忠雄ほか編『増補版精神医学事典』弘文堂　一九八五年
〔第2章〕
American Psychiatric Association: Diagnostic and Statistical Manual of Mental Disorders. 3rd. ed.,Revised American Psychiatric Association, 1987.
American Psychiatric Association: Diagnostic and Statistical Manual of Mental Disorders. 3rd. ed., American Psychiatric Association, 1980.
American Psychiatric Association: Diagnostic and Statistical Manual of Mental Disorders. 3rd. ed.,Revised American Psychiatric Association, 1987（高橋三郎訳「DSM-Ⅲ-R」『精神障害の診断・統計マニュアル』医学書院　一九八八年）
〔第3章〕
笠原　嘉『予診・初診・初期治療』診療新社　一九八〇年
神田橋條治『精神科診断面接のコツ』岩崎学術出版　一九八四年
〔第5章〕
なだいなだ『くるいきちがい考』筑摩書房　一九七八年
〔第8章〕
矢崎妙子「精神療法の実際-躁うつ病-」臨床精神医学　第三巻　一九七四年　一〇三五-一〇四二頁
笠原　嘉・木村　敏「うつ状態の臨床的分類に関する研究」精神神経学雑誌　第七七巻　一九七五年　七一五-七三五頁

〔第11章〕
大熊輝雄『現代臨床精神医学』金原出版 一九八〇年
〔第12章〕
日本心身医学会教育研修委員会編「心身医学の新しい診療指針」心身医学 第三一巻第七号 一九九一年
〔第13章〕
野上芳美「境界例—記述精神医学の立場—」『現代精神医学大系12巻』中山書店 一九八一年
〔第16章〕
切替辰哉『精神医学的性格学』金原出版 一九八四年
〔第18章〕
飯田 真ほか編『精神の科学2 パーソナリティ』岩波書店 一九八三年
Binder, H.（影山任佐訳）「Über alkoholische Rauschzustände」精神医学 第二四巻第八～一〇号（第一～三回）一九八二年
斎藤 学・高木 敏編『アルコール臨床ハンドブック』金剛出版 一九八二年
〔第19章〕
三浦貞則「コンサルテーション・リエゾン精神医学」『現代精神医学大系年刊版』中山書店 一九八七年
〔第21章〕
大塚俊男「老年期痴呆」『臨床看護事典』メジカルフレンド社 一九九〇年
長谷川和夫監『痴ほうの百科』平凡社 一九九〇年
〔第22章〕
長谷川和夫監『痴ほうの百科』平凡社 一九九〇年
〔第24章〕
広瀬徹也『抑うつ症候群』金剛出版 一九八六年
広瀬徹也「抑うつと悲哀」『異常心理学講座第四巻』みすず書房 一九八七年 二五五-三〇八頁
上島国利『躁うつ病の臨床』金剛出版 一九八三年

柏瀬宏隆「抑うつ状態とうつ病について」治療　第六六巻　一九八四年　一三四七-一三五三頁
柏瀬宏隆「仮性痴呆」季刊ＰＯＮＳ　第六巻第一二号　一九八四年
柏瀬宏隆・渡辺雅幸「三環系抗うつ薬療法の功罪」神経精神薬理　第九巻　一九八七年　二七九-二八五頁

〔第28章〕

林　瞳「精神科の診断書」精神医学　第九巻　一九六七年　八二-八三頁
笠松　章「「書けない診断書」と「書かない診断書」」精神医学　第九巻　一九六七年　三八八-三八九頁
島崎敏樹「診断書問題から」精神医学　第九巻　一九六七年　五四六-五四七頁
田村幸雄『法精神医学』国際医書出版　一九八〇年

〔第29章〕

井上令一「マイナートランキライザー」『PSYCHOTOPICS（長谷川和夫編）』台糖ファイザー　一九九八年　九-一二頁
上島国利『実地医家が知っておきたい抗不安薬の知識と使い方』ライフ・サイエンス　一九八八年
風祭　元「穏和精神安定剤」『精神医学大事典（新福尚武編）』講談社　一九八四年　一〇六-一〇七頁
菊池長徳「抗不安剤」心身医療　第一号　一九八九年　五〇七-五一二頁
国元憲文・小椋　力「精神神経科領域―最近の新薬」臨床精神医学　第一九巻　一九九〇年　一五九-一六六頁
野村純一「穏和精神安定剤」日本医事新報　No. 3257　一九八六年　四三-四六頁
渡辺昌祐『抗不安薬の選び方と用い方』金原出版　一九八九年
粥川裕平・岡田　保「睡眠時無呼吸症候群を診る」モダンメディシン11月号　一九八九年
中山和彦『向精神薬の科学』星和書店　一九九二年
日本精神科看護技術協会編『精神科看護学叢書5 精神科看護に必要な知識』メジカルフレンド社　一九八九年
懸田克躬監『精神科治療ガイドブック』金原出版　一九九一年

〔第30章〕

西園昌久「逆転移」『精神医学大事典（新福尚武編）』講談社　一九八四年
成田善弘『精神療法の第一歩』診療新社　一九八一年

初出一覧

柏瀬宏隆「急性アルコール中毒」治療　第六五巻第五号　一九八三年
柏瀬宏隆「精神科における診断と診断書についての私見」臨床精神医学　第一二巻第四号　一九八三年
柏瀬宏隆「連載　心の医学入門」月刊そんざい　NOVA出版　一九八四-一九八六年
柏瀬宏隆「性的神経症と性的問題」毎日ライフ臨時増刊号　一二月二〇日発行　一九八五年
新井　弘・柏瀬宏隆「パーソナリティと精神医学」こころの科学　第八号　一九八六年
青田洋一・柏瀬宏隆「トランス文化精神医学」『図説 臨床看護医学第一四巻 精神医学(宮本忠雄編)』同朋舎出版　一九八七年
青田洋一・柏瀬宏隆「文化結合症候群」『図説 臨床看護医学第一四巻 精神医学（宮本忠雄編）』同朋舎出版　一九八七年
柏瀬宏隆・石井弘一「老人にしばしばみられる感情異常・抑うつ」老人精神医学　第四巻第六号　一九八七年
立花正一・柏瀬宏隆「大学精神科における精神科救急医療」精神科MOOK　No. 20『精神科救急医療（山崎敏雄編）』金原出版　一九八八年
柏瀬宏隆『コンサルテーション・リエゾン精神医学』日本医事新報社　一九八九年
柏瀬宏隆「登校拒否児の両親に対する11ヵ条」日本医事新報　第三四五三号　一九九〇年
柏瀬宏隆・加来浩器「術後精神障害」Clinical Neuroscience　第八巻第五号　一九九〇年
柏瀬宏隆・駒井秀次「抗不安薬」治療　第七二巻第七号　一九九〇年
柏瀬宏隆「自律訓練法」暮しと健康　第四六巻第九号　保健同人社　一九九一年

柏瀬宏隆編『精神神経科マニュアル』朝倉書店　一九九一年
柏瀬宏隆「総合病院精神科医療とコンサルテーション・リエゾン・サービス」『精神科治療ガイドブック（懸田克躬監）』金原出版　一九九一年
柏瀬宏隆「不眠症」心身医療　第三巻第二号　一九九一年
柏瀬宏隆「慢性疲労症候群」朝雲　平成三年一〇月二四日号　一九九一年
柏瀬宏隆・児玉芳夫「精神障害者における検査・手術-「説明と同意」を中心に-」臨床精神医学　第二〇巻第一二号　一九九一年
柏瀬宏隆「嫉妬(や被害感)の強い老人患者への対応」心身症診療 QUESTIONS & ANSWERS　追録第八号　六法出版社　一九九二年
柏瀬宏隆「手術に関連した精神障害への対応」ブレインナーシング　第八巻第三号　一九九二年
奥田真文・河野重男監『現代学校教育大事典』ぎょうせい　一九九三年
加藤正明ほか編『新版 精神医学事典』弘文堂　一九九三年

ラ 行

マ 行

ヤ 行

ハ 行

タ　行

ナ　行

サ 行

索　　引

ア 行

カ 行

著者略歴

柏瀬宏隆《かしわせ ひろたか》

1947 年　神奈川県に生まれる
1971 年　慶応義塾大学医学部卒業
1979 年　アメリカ留学を経て慶応義塾大学大学院博士課程修了
現　在　防衛医科大学校精神科助教授
　　　　医学博士
専　門　臨床精神医学，精神病理学，心身医学，
　　　　コンサルテーション・リエゾン精神医学，
　　　　老年精神医学

心　の　医　学（普及版）　　定価はカバーに表示

1993 年 9 月 25 日　初　版第 1 刷
2003 年 4 月 10 日　　　第 7 刷
2010 年 8 月 30 日　普及版第 1 刷

編　者　柏　瀬　宏　隆
発行者　朝　倉　邦　造
発行所　株式会社　朝　倉　書　店

東京都新宿区新小川町 6-29
郵便番号　162-8707
電　話　03(3260)0141
FAX　03(3260)0180
http://www.asakura.co.jp

〈検印省略〉

壮光舎印刷・渡辺製本

ISBN 978-4-254-30107-6　C 3047　　Printed in Japan